1日1回！大笑いの健康医学

血圧・
糖尿・うつ・
認知症に
効く！

福島県立医科大学医学部教授
大平哲也
Ohhira Tetsuya

さくら舎

はじめに　～いま世界で大注目！「笑い」の医学的効果～

ヒトは生まれて8～10ヵ月目から笑うといいます。

家族と食事をしているとき。友人がジョークを言ったとき。バラエティ番組を楽しみながら。愛犬のしぐさを見て……。私たちは日々さまざまなシーンで笑っています。生まれてから死ぬまで笑いはそこに空気のように存在しているので、ふだん「笑いとは何か？」などと考えることもないでしょう。

ましてや「ハッハッハッ」と笑うだけで肩こりがラクになったり、血圧が安定したり、がんの予防にもつながるなんて、にわかには信じられない。

その気持ち、よくわかります。事実、私もそうでした。

私が「笑い」の医学的作用に着目し、循環器疾患や生活習慣病の予防を目的として「笑い」の研究を始めたのは１９９０年代終わり頃のことです。しかしその頃、学会で「笑い」の研究発表をすると鼻で笑われました。

もともと、医学の世界で「笑い」といえば、「病気としての笑い」が主流でした。たとえば、高血圧のコントロールが悪い患者さんにおいて、自分では意識していないのに急に笑い出してしまう「強制笑い」という症例があります。これは感情を支配している脳の一部の領域が障害されることで起こります。同じく脳の障害によって、てんかん発作のような形で笑いが出る病気も存在します。

つまり研究の対象となるのは症状としての「ネガティブな笑い」であって、「笑いがポジティブ要因となって病気を防ぐ」などという発想は当時、異端の部類に入っていたのです。

医学というのは、人間が健康を害して病気になったときに、どのような治療を行うかということを研究するもので、ふつうに笑えて元気であればわざわざ研究などする必要はないではないか、となる。同じ感情表現でも「怒り」は健康を害するおそれがあるので、すでに研究が進んでいました。

しかし、状況は一変しました。ここ10年ほどで「笑い」の医学的な研究は飛躍的に増え、毎年100本以上の論文が世界各国から報告されています。もちろんすべてが笑いのよい効果を示したものではありません。しかしこの数字は、ストレス社会を背景に、「笑いと健康」の関係が注目されてきていることを反映していると考えられます。

現在、アメリカ、オーストラリアをはじめ、世界各国で「笑い」の研究がさかんに行われています。そしてわが国でも高血圧や糖尿病、がん、リウマチ、うつなどの予防や重症化抑制において、「笑い」の優れた医学的効果が続々と報告されています。

しかし、まだ広く一般には浸透しておらず、「笑うことは体にいいのだろう」「大いに笑えば免疫力が上がりそうだ」などと漠然と思っている人はいても、「笑いが生活習慣病を予防することまでは知らなかった」という人は多いものです。また、「笑い」を医学として専門的に取りあげた書物もほとんど存在しないのが現状です。

そこで本書では、多くの組織や地域住民の協力を得て私が日本各地で行ってきた疫学調査によるデータのほか、国内外の研究報告、実例などを交えながら、笑いのメカニズムや心身に与える健康効果、そして日常に笑いを増やす方法まで、医学的な見地から「笑い」の魅力を存分にお伝えしていきたいと思います。

心身への医学的効果が明らかになりつつあるいま、「1日1回、ハッハッハッと声を出して笑う」、これを実践しない手はありません。「笑う門には福来る」ならぬ、「笑う門には健康来る」です。ぜひ、大いに笑って、健康でほがらかに毎日を過ごしましょう。みなさんの日々が、笑いにあふれたものになることを願っています。

目次◆1日1回！　大笑いの健康医学――血圧・糖尿・うつ・認知症に効く！

第1章 「笑い」で生活習慣病を改善・予防する！

第2章 ストレスを吹き飛ばす「笑い」のパワー

第3章 「笑い」を増やす5つの生活習慣

第4章 「笑いヨガ」で心も体も健康に！

第5章 「笑い」のこれから

1日1回! 大笑いの健康医学

——血圧・糖尿・うつ・認知症に効く!

序章

笑っているとき、何が起こっている？

どうせ感情を出すなら、笑え！

いまでこそ「笑い」の専門家などといわれていますが（じつは笑いを専門で研究しているわけではありません）、かつて私は「怒り」の研究をしていました。

地元、福島の大学を出たあと、内科・心療内科の現場で研修を積みながら医師としてのキャリアをスタートさせた私は、日々患者さんと接するなかであることに気づきました。

心療内科を受診する患者さん、そして心筋梗塞や脳卒中といった病気で救急搬送されてきた患者さんに症状が落ちついた頃に話を聞いてみると、その多くが、心の内に「怒り」をためこんでいたのです。また、若くても血圧が高い方が多く見受けられました。

現代人の多くが抱えている「怒り」。上司への怒り、部下への怒り、自分自身に対する怒り、家族への怒り、学校への怒り、世の中への怒りなど、私たちはやり場のないさまざまな怒りをためこみがちです。それがストレスとなって、交感神経を緊張させます。

交感神経というのは、自律神経と呼ばれる神経のひとつです。自律神経は、自分の意思に関係なく体の機能維持のために日々活動している、生命維持のために必要不可欠な神経です。たとえば呼吸をしたり消化活動をしたりする働きは、自律神経が働いているからこそ、自然と行われます。

交感神経は、怒ったり、運動したりするときによく働く神経で、心臓などの臓器の働きを活発化させます。したがって**「交感神経が高ぶっている」というのは、いってみれば戦闘態勢になっているわけですから、「血管が収縮する」「脈が速くなる」といった体の変化が起きてきます。それがやがて高血圧を生み、心臓や血管に負荷がかかることで、心筋梗塞や脳卒中などの循環器疾患を誘発してしまう**のです。

怒りをコントロールすることは、決してかんたんではありません。血圧の高い患者さんに「怒りをためこまないで」と働きかけても、なかなかうまくいかないものです。それも無理はありません。怒りやストレスを発散できないから、病気になってしまっているのですから。また、むやみに怒りを外に出せば、周囲に迷惑をかけることにもなりかねません。

解決策が見つからず悶々《もんもん》とするなか、怒りをコントロールするためのヒントは思わぬ角度からやってきました。

怒りに関連する実験中にたまたま動物のハプニング映像を流したら、**被験者が笑い出し、ストレス度が一気に下がった**のです。

このとき、ひらめきました。

怒りを吐き出すのが難しいなら、ほかの感情を出せばいいのではないか。

喜び、怒り、哀しみ……。感情にはさまざまな種類がありますが、生物学的に見れば、どれも「出す」という方向性はいっしょです。そしてどんな感情であっても、「出す」ことにストレス解消効果があるのかも……。

となると、「笑う」ことが、結果的に怒りを発散させることにつながるかもしれない。落語、漫才、コメディ、漫画など、人を笑わせる手段ならいくらでもある。

こうして私は怒りの研究から一転、病気予防やストレスマネジメントを目的とした「笑い」の研究を本格的にスタートさせたのです。

まるで万能薬!? 驚くべき「笑い」の健康効果

研究を進めるうちに、「笑い」にはさまざまな健康効果があることがわかってきました。

笑うことによって、がんを攻撃するＮＫ（ナチュラルキラー）細胞の活性が高まることが、すばるクリニックの伊《い》丹仁朗《たみじんろう》院長と「元気で長生き研究所」所長の昇幹夫《のぼりみきお》医師の共同研究により報告され（↓46ページ）、私たちのチームでは、笑うことが歯周病の予防に貢献することを発表しました（↓53ページ）。そして、日本でもっとも有名な笑いの研究といえば、筑波大学の故・村上和雄《むらかみかずお》名誉教授らによる研究ではないでしょうか。２００３年、漫才を見て笑うことで食後血糖値の上昇が大幅に抑えられたことを詳細なデータとともに発表（↓32ページ）。その偉業は全世界にセンセーショナルに報道されました。

こうした勢いに押されてか、高血圧やリウマチ、認知症など、さまざまな疾患に対する「笑い」の医学的効果がその後あちこちから報告され、ストレスマネジメントや生活習慣病の予防手段としての「笑い」がメディアでも頻繁に取りあげられるようになってきています。

「笑い」のメカニズムと４大効果

ところで、なぜハッハッハッと笑うだけで、健康効果があるのでしょうか。笑っているそのとき、私たちの体では何が起きているのでしょう。そのメカニズムをかんたんに解説しながら、「笑い」のもつ４つの大きな効果を見てみたいと思います。

図1：落語聴取時のエネルギー消費量の推移

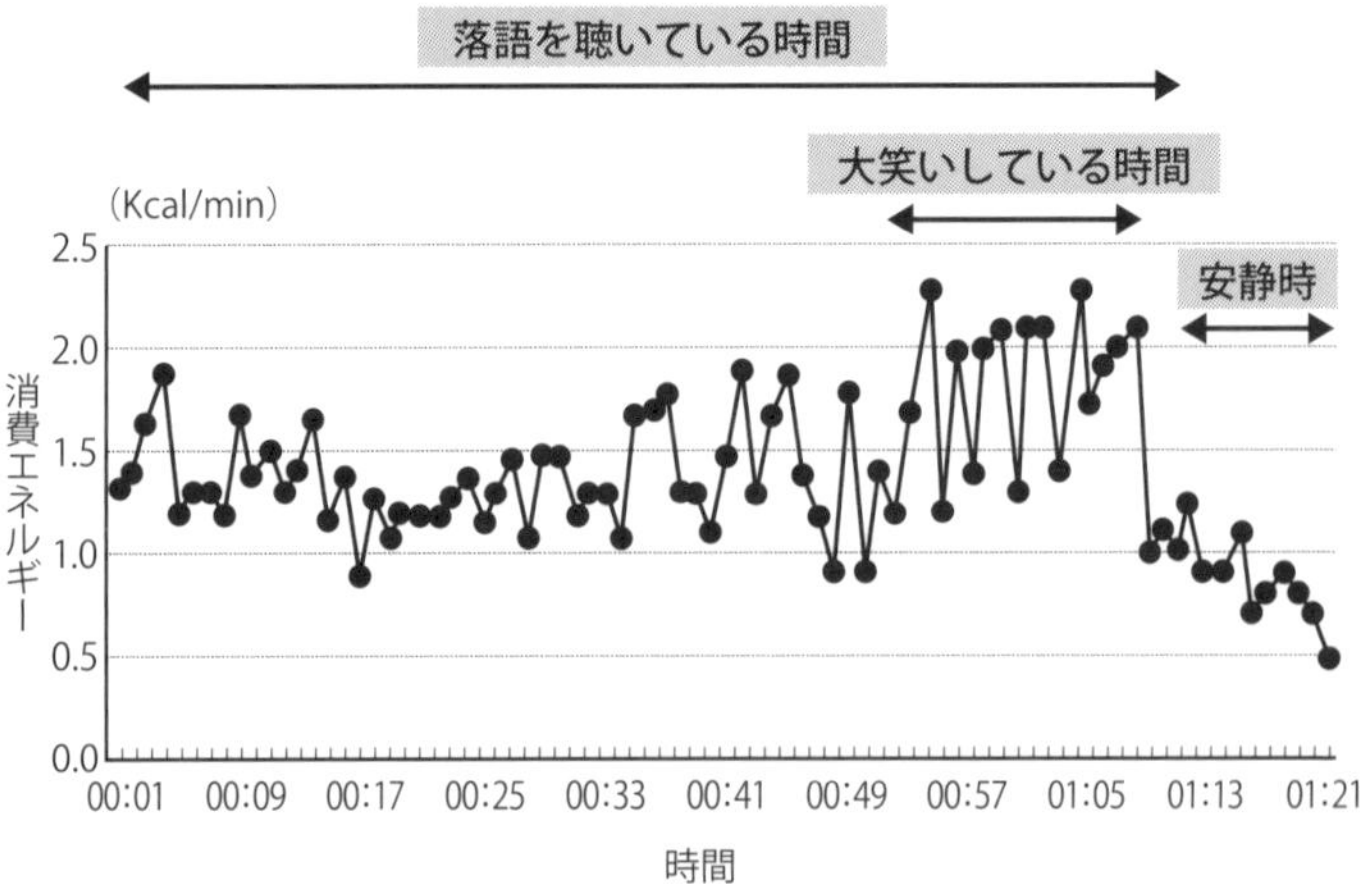

笑いの効果1　運動効果

まず、「ハッハッハッ」と笑った瞬間には交感神経が刺激されて軽い緊張が生まれ、「よいストレス」がかかった状態になります。そして運動をしたときのように心拍数が上がり、血圧も一時的に上昇します。笑っているときは自然に腹式呼吸になり、有酸素運動を行っているような状態になります。

はたしてこのとき、どのくらいのエネルギーを消費しているのでしょう。呼吸代謝計測値を用いて、落語鑑賞時のエネルギー消費量を測定してみたところ、約1時間の落語を聴いているあいだ、とくに大笑いをしているあいだのエネルギー消費量は、安静時に比べると約2倍でした（図1）。これは、公園を軽く散歩している程度の運動量に匹敵します。

つまり笑いの効果のひとつ目は、**「運動効果」**です。

笑いの効果2　リラックス効果

笑いがおさまってくると交感神経の働きがぐっと落ちて、今度は副交感神経の働きが上がってきます。副交感神経とは自律神経のうち、血管を拡張させ、心拍数を下げ、血圧を下降させるなど、心身のリラックスにかかわる働きをします。大笑いをしたあとに「ハ～ッ」と脱力することがありますよね。まさにその状態が訪れて、軽い運動をしたあとのように体はリラックスモードに入り、心も落ち着きます。これが笑いの効果のふたつ目、**「リラックス効果」**です。

少人数を対象にした研究ではありますが、たくさん笑ったほうがよりリラックスできるという推察もあります。ちなみに、**単に「おもしろい」と感じるだけでは身体的なリラックス効果は得られません。「声に出して笑う」ことで、副交感神経が優位に働く**のです。

笑いの効果3　ストレス解消効果

私たちの体には、外部からの刺激（ストレッサー）から体を守るしくみが備わっています。大きく分けて、自律神経系、内分泌系、免疫系、の3つです。

自律神経系は、先にも出てきたとおり、生命維持にかかわる神経であり、交感神経と副交感神経があります。ストレッサーを受けたときに緊張して備えるのが交感神経、それをリラックスさせるのが副交感神経です。

内分泌系というのは、脳の視床下部からの命令によって、細胞でつくられたホルモンをほかの細胞に運ぶことで、そのメッセージを伝えるしくみです。ホルモンが分泌され、細胞に伝えられることで、体は脳の命令に対応します。

免疫系というのは、体に毒となる細菌やウイルス、異物などを排除したり、中和したりするしくみです。

この3つがホルモンや神経伝達物質などで情報をやりとりし、体の内部環境が乱れないように調整することで、私たちはストレッサーが「ストレス」とならないように（無意識のうちに）対応しています。

しかし、この3つの働きがうまくいかなくなるときがあります。それは、心が乱れたときです。じつはこの3つの働きをコントロールしているのが、精神状態や精神活動です。したがって**心が不安定になると、自律神経系・内分泌系・免疫系の相互作用のバランスが崩れ、体が不調に陥る**のです。

さて、前置きが長くなってしまいました。肝心の笑っているときに何が起きているかですが、まず、**笑いを感じることで頭の中が真っ白な「空っぽ」のような状態になります。**すると脳の伝達神経はいったん遮断されます。それにより脳の視床下部から下《か》垂体《すいたい》への命令が出ず、「副腎《ふくじん》皮《ひ》質《しつ》刺激ホルモン」の分泌が抑制され、その結果**ストレスホルモンとも呼ばれる「コルチゾール」の分泌が抑制**されます。これによってストレスの悪影響が解消され、体は復調します。これが笑いの効果の3つ目、**「ストレス解消効果」**です（図2）。

これを医学的に解明したのは日本医科大学リウマチ科の故・吉野《よしの》槇一《しんいち》名誉教授。吉野先生はこれを「脳内リセット」効果と呼び、「笑い」がストレスや痛みを減らすメカニズムとして提唱しました。まるでゲーム機のリセットボタンを押したときのように、脳をいったん「ゼロ状態」にしてネガティブな感情を忘れさせてくれる。そんな機能です。

図2：ストレス解消効果のしくみ

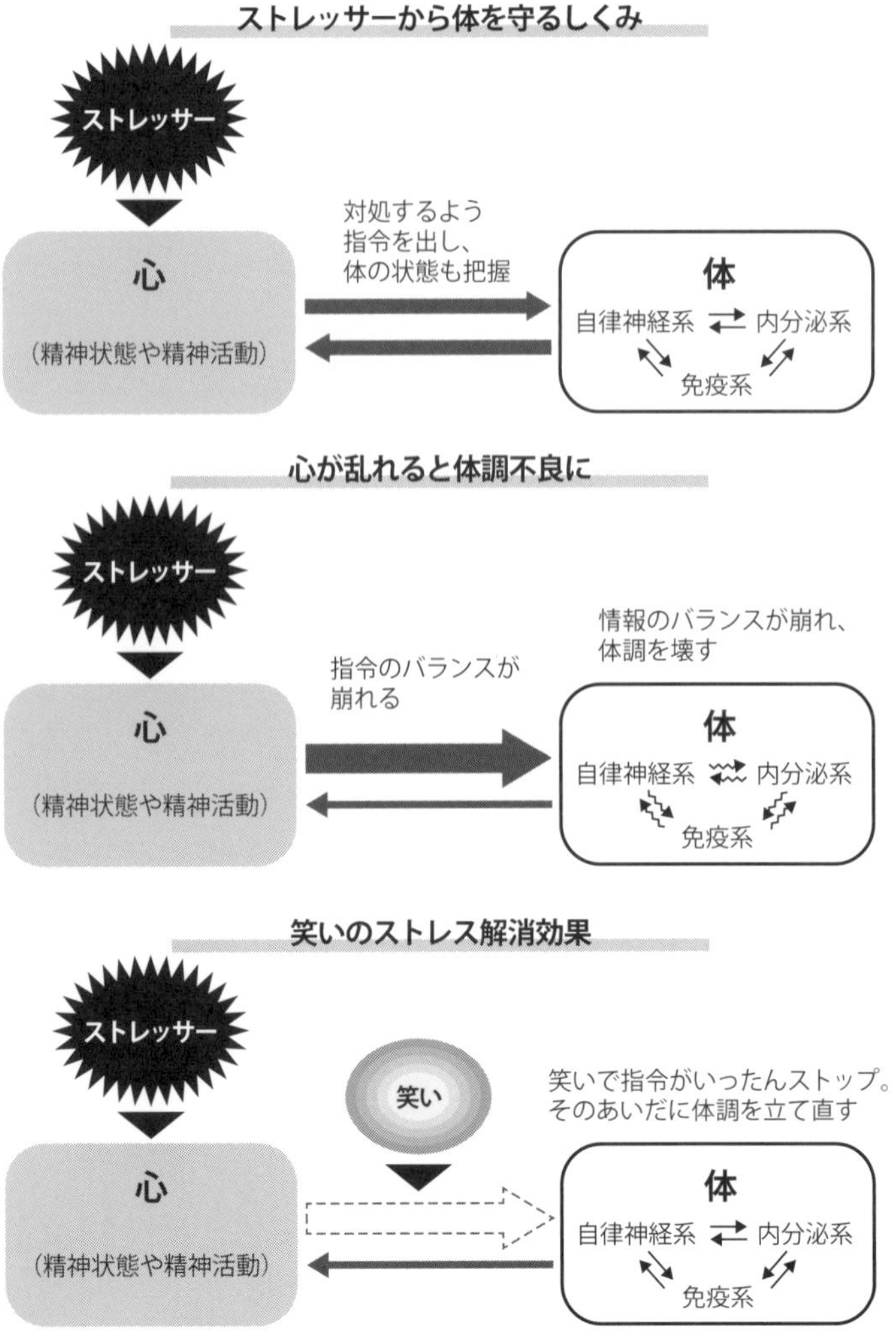

笑いの効果4　ソーシャルサポート効果

さらに笑いの副次的な効果として挙げられるのが、**人とつながりやすくなる**ということです。私はこれを**「笑いのソーシャルサポート効果」**と呼んでいます。ムスッとした人のそばに、あまり人は寄ってきません。よく笑えば人づきあいがおのずと活発になって会話が増えます。すると悩みを聞いてもらうなど、周囲のサポートを受けやすくなります。これにより認知症やうつなどを発症しにくくなると考えられ、副次的とはいえ、社会的には大きな効果です。

笑うというその行為ひとつで、私たちのなかでいくつものポジティブな作用が起きていることがおわかりいただけたと思います。この驚くべきパワーを健康維持に生かさない手はないと思いませんか？

「スマイル」より大きい効果！「笑い」のポイントは「顔」と「声」

ところで、「笑い」とはどのような行為を指すのでしょうか。

「笑い」の定義については諸説ありますが、医学的には「ユーモアなどに対する陽性感情を伴う身体反応」とされています。「笑い」には「笑いのもと」があります。しかしおもしろいと思った時点では、まだ「笑い」ではありません。「ハッハッハッ」という周期性のある発声と、笑い顔といわれる表情。このふたつがあわさってはじめて、「笑い」が成立します。

つまり、**「笑い（ラフター）」を構成するのは「顔」と「声」であり、これは発声を伴わない「笑顔（スマイル）」とは大きく異なります。**

さらに「笑い」には「笑顔」と決定的な違いがあります。それは「運動効果」があることです。これは、笑顔をつくるだけでは得られない効果です。

真顔やしかめっ面よりも、笑顔のほうがいいに越したことはありません。実際、笑顔だけでも健康効果が見られたという研究もあります。しかし「笑い」の運動効果は大変重要ですので、声を出して笑う「大笑い」を「笑い」として、推奨したいと思います。

コラム

おもしろくて笑うのは人間だけ!?

生きもののなかで笑うのは人間だけなのでしょうか。

いわゆる「くすぐり笑い」というのはほかの動物にも見られます。近年の動物学では、サル、チンパンジー、ゴリラといった高等動物において、脇の下などをくすぐられると笑いの表情を示すというデータがあり、ネズミもくすぐりで笑うといわれています。アメリカのカリフォルニア大学の研究チームが行った調査によると、イルカやアシカ、インコやカササギなどを含む、少なくとも65種類の動物が笑う行為をしていると考えられるとのことです。

しかし、「おもしろい」と感じるのは人間だけです。

たとえば1匹のサルがいて、木から落ちた仲間のサルを見て笑うかといったら笑いません。おもしろいとは思わないし、むしろ生命の危機だと感じるはずです。気持ちがいいといった快楽の感情はあっても、動物がユーモアや冗談を理解するのは難しいのです。笑いの研究があまり行われてこなかったのは、じつはこれが原因とも考えられます。つまり、動物実験ができないのです。

「でも、うちの犬は笑っていますー」そんな声が聞こえてきそうですが、いまのところ、何かをおもしろいと感じて「ハッハッハッ」と声を出して笑うことができるのは人間だけとされています。古くから人間はコミュニケーションを円滑にするために、そして自分を鼓舞するために笑いを生活に取り入れ、笑いを楽しむという独特の文化を築きあげました。こんなふうに笑いを活用する動物は、ほかにいません。

第1章

「笑い」で生活習慣病を改善・予防する！

「笑い」で血糖値が下がる!?

インスリンを注射するか、薬を飲むか、食事制限をするか、あるいは運動をするか。糖尿病の予防・治療というと、長いあいだ、それぐらいしか手段がありませんでした。

糖尿病というのは、インスリンというホルモンの機能が低下したり、不足したりすることで、高血糖（血液中の糖の量が多い＝血糖値が高い）が慢性的に続く病気です。網膜症、腎症、神経障害などの合併症を引き起こすだけではなく、虚血性心疾患、心臓突然死、脳卒中などの循環器疾患の重要な危険因子のひとつでもあることが知られています。

糖尿病は、自己免疫などが原因でインスリンを分泌する細胞が破壊されて起こる「1型糖尿病」と、遺伝的要因に食べ過ぎや運動不足などの生活習慣が重なって発症する「2型糖尿病」に分かれますが、多くの人が2型といわれます。ちなみに、厚生労働省による2019年の国民健康・栄養調査によると、糖尿病が強く疑われる人の割合は男性19・7％、女性10・8％でした（図3）。過去10年間、じわじわと割合は増加しています。

図3：「糖尿病が強く疑われる者」の割合の年次推移（20歳以上）

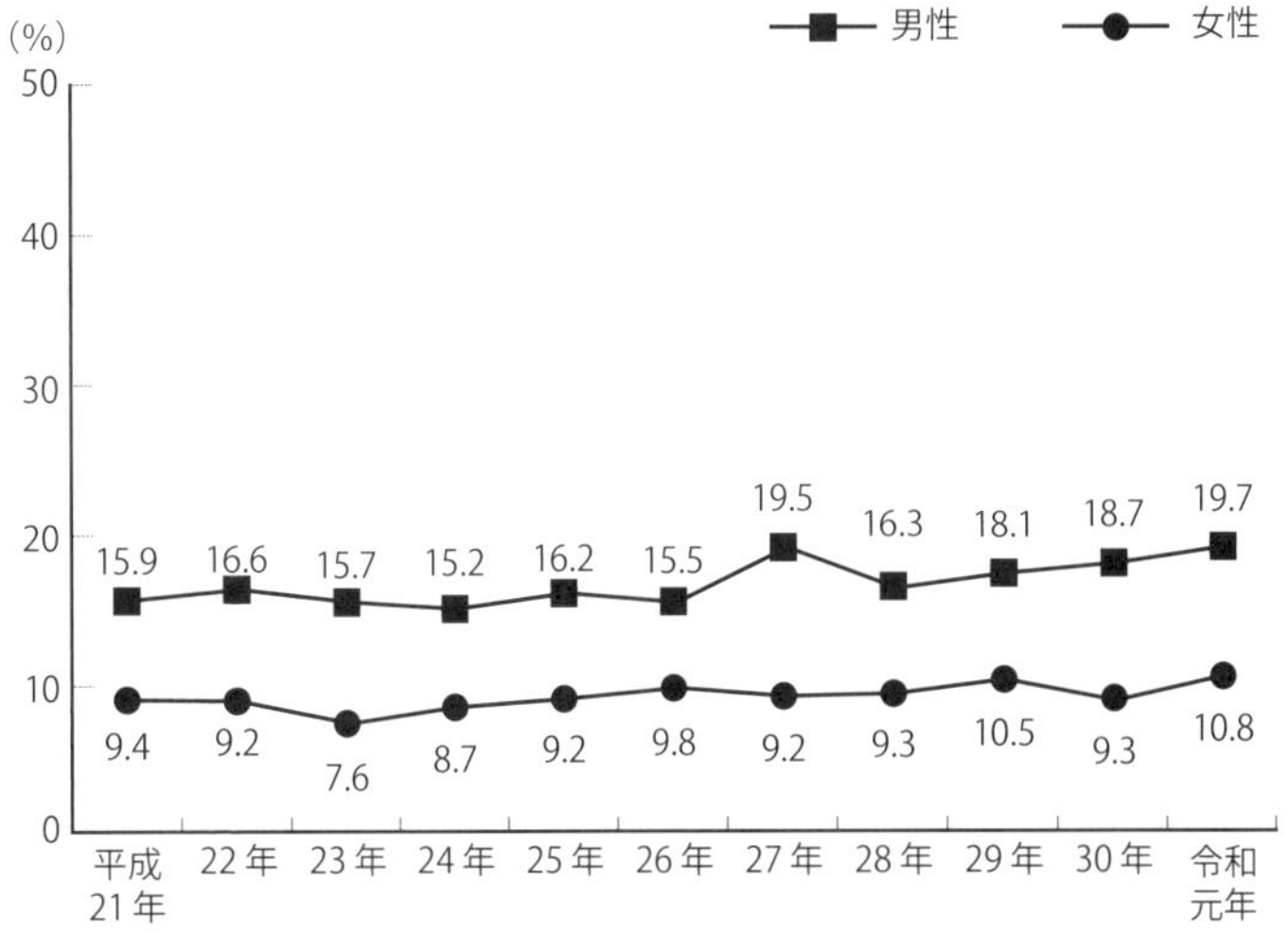

（出典：厚生労働省「令和元年 国民健康・栄養調査結果の概要」）

多くの人が2型ということは、食生活の改善や運動習慣の改善が重要になってくるのはおわかりいただけるかと思います。ただ、正しいことがわかっていても、厳格な食事制限を継続するのはなかなかに大変ですし、定期的に運動をするのもハードルが高いものです。食生活や運動習慣を変えるよりも手軽に、血糖値をコントロールする方法があったら、どんなにいいことでしょう！

そんななかで全世界に驚きをもたらしたのが、遺伝子研究の世界的権威であり、「サムシング・グレート」

の提唱者としても知られる、筑波大学の故・村上和雄名誉教授らによる笑いと血糖値に関する実験です。

この実験は２００５年に吉本興業の協力を得て、中高年の糖尿病患者19人を対象に２日間にわたって行われました。昼食の前後に血糖値を計測し、食後の血糖値の上がり具合を見るという内容ですが、参加者には昼食後に、１日目と２日目で違った「あるもの」を体験してもらったのです。

１日目は、糖尿病の講義を40分間聴講、２日目は、お笑いコンビによる漫才を40分間鑑賞し、大笑いしてもらいました。そして両日ともに昼食前と、昼食の２時間後に血糖値を計測しました。結果、講義の日においては血糖値は１５１mg／dLから２７４mg／dLに急上昇したのに対し、漫才を鑑賞した２日目は、１７８mg／dLから２５５mg／dLへの上昇にとどまりました。

食後は正常な人でも血糖値が上昇します。糖尿病患者の場合は急激に上がりますが、この調査では１日目の講義後の血糖値が平均で１２３mg／dL上昇したのに対し、２日目の漫才鑑賞後は平均77mg／dLしか上がりませんでした。つまり**漫才で笑ったあとは、血糖値の上昇が通常の6割程度に抑えられたのです。その効果は大笑いをした人ほど大きかったと**

いいます。

これを知った糖尿病専門医の目の色が変わりました。そして、「すぐに発表しよう」ということになり、アメリカの糖尿病学会誌に掲載されると、それをロイター通信が取りあげ、またたく間にこの実験結果は世界中に広がりました。「笑うことで血糖値の上昇が抑えられる」ことを世界ではじめて発見した人物として、村上先生の名はさらに世に知れ渡りました。

糖尿病というのは、生活習慣病のなかでもとりわけストレスの影響を受けやすい疾患です。また糖尿病の患者さんは治療のために食べたいものを我慢するなど、日常生活に制限が課せられるため、さらに強度のストレスを抱えやすくなります。村上先生は、イライラや苦しみなどの「悪いストレス」が加わると血糖値が上がるのだから、「よいストレス」である笑いが加われば血糖値は下がるのではないかと考えたのです。

「笑い」は糖尿病を予防する！

この研究を受けて、私たちはある疑問を抱きました。すでに糖尿病を患っている人の血糖値上昇を抑えるだけでなく、笑いは糖尿病の「予防」にも役立つのだろうか、ということです。

さっそく、秋田県と大阪府で健康診断を受診した4780名（男性1786名、女性2994名、平均年齢59歳）を対象に、5年以上にわたって笑いの頻度と糖尿病の関連を追跡調査しました。

その結果、**毎日声を出して笑っている人に比べて、週に1〜5日程度笑っている人は1・26倍、月に1〜3日もしくはほとんど笑っていない人は1・84倍、糖尿病にかかるリスクが高い**ことが明らかになったのです。

また、笑いの頻度と糖尿病との関連は性・年齢・肥満度・うつ症状など糖尿病に関連する因子の影響を調整してもみられました（図4）。

これらのことから、**すでに発症している患者さんの「重症化の抑制」、そして「予防」という両面において、「笑い」は糖尿病のリスクを減らす**といえます。

ちなみに、なぜ「笑い」が血糖値のコントロールにいいのかというと、笑うこと自体が、運動になっている可能性が挙げられます。

笑っているあいだの消費カロリーは、安静時から10〜20％増加し、1日10〜15分間の笑

図4：笑いの頻度と糖尿病との関連

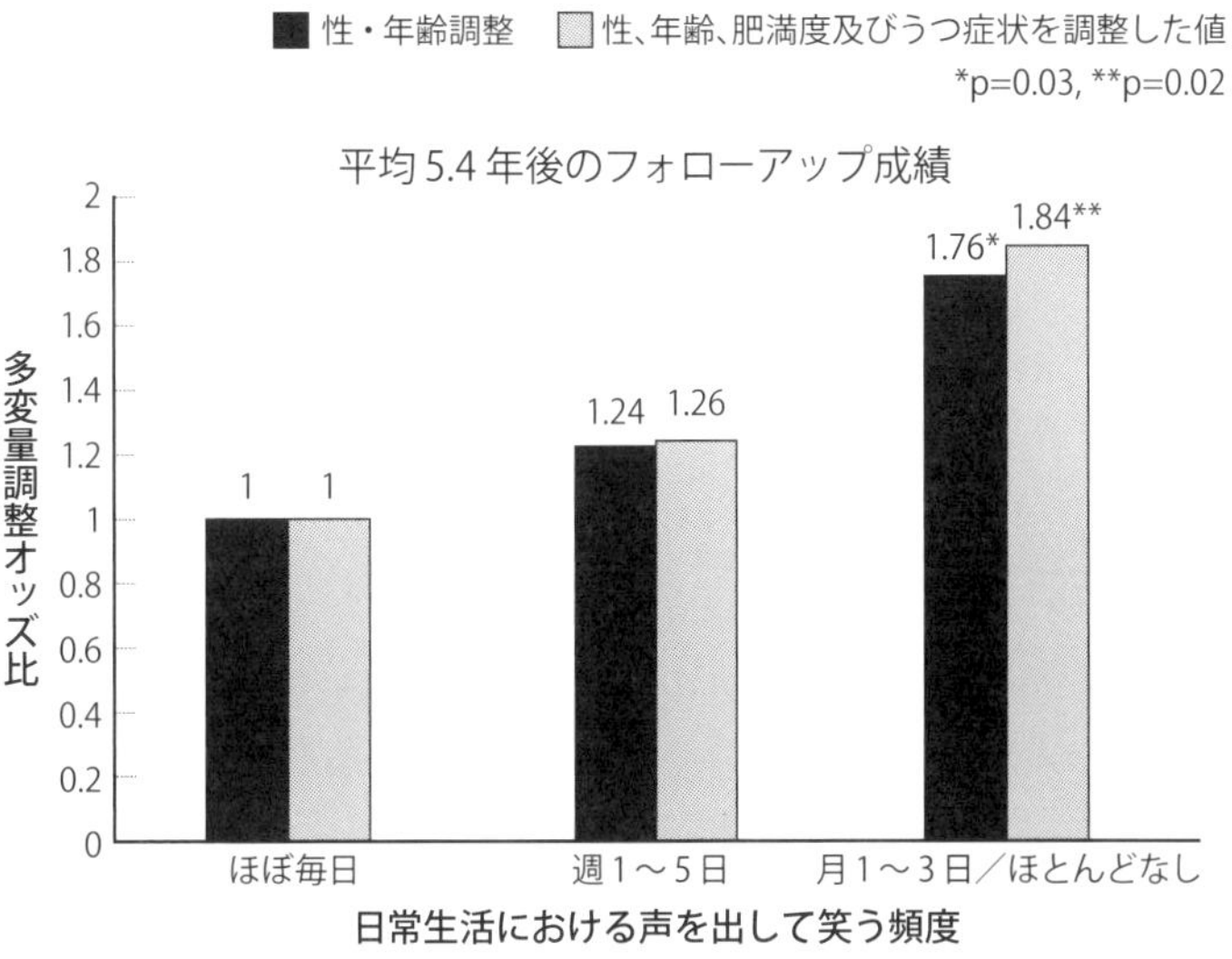

いは、１日のエネルギー消費を10〜40ｋｃａｌ増加させることが報告されていますから、これは「運動習慣の改善（？）」の一種であると考えられます。

また、「笑い」にはリラックス効果もあることは、序章でお話ししました。

笑うことがストレス解消につながりますので、交感神経系の緊張を減らしたり、視床下部―下垂体―副腎皮質系などの内分泌系に影響する可能性があります。つまり、血糖値のコントロールにかかわるホルモン、インスリンの効き具合がよくなったり、ストレスホルモンであるコルチゾールの分泌が抑制されたりするということです。
笑うことは、食生活や運動習慣を見直すよりも、かなり手軽に行えると思いますので、糖尿病の方、また血糖値が気になる方は、ぜひ積極的に笑っていただきたいと思います。

「笑い」で血管状態がよくなる！

生活習慣病のなかで、糖尿病と並んで患者数が多いのが高血圧です。厚生労働省の調べによると、２０１７年時点でわが国における高血圧の患者数は、約９９４万人と推定されています。30歳を過ぎたあたりから、「最近、ちょっと血圧が高くて」などという言葉を周囲で耳にするようになりますが、健康診断などで高血圧を指摘されても放置している人は少なくありません。

なぜかというと、高血圧は自覚症状がほとんどないからです。血圧とは、血液が動脈を流れる際に血管の内側にかかる圧力のことですが、血液の量が多かったり、血管が狭かったり硬かったりすると高い圧力がかかります。これを高血圧といい、具体的には、心臓が収縮して血液を送り出したときの「収縮期血圧（最高血圧）」が１４０㎜Hg以上、心臓が拡張したときの「拡張期血圧（最低血圧）」が90㎜Hg以上だと、高血圧と診断されます。そして**高血圧が続くと血管が傷み、動脈硬化が促進**します。

その結果、脳卒中や虚血性心疾患といった循環器疾患の発症に影響しますので、高血圧はこれらの病気のもっとも重要な危険因子のひとつであるといえます。慢性化すると気づかないうちに深刻な病気が進行していることも少なくなく、ゆえに「サイレントキラー（沈黙の殺し屋）」とも呼ばれ、早めに対策することが重要です。

そんな身近でありながら恐ろしい高血圧ですが、米国で行われたこんな研究から、動脈硬化を予防するといったことにも「笑い」が貢献することがわかっています。

平均年齢33歳の健常な男女20人に集まってもらい、2タイプの映画を見てもらうというものです。1本は心理的にストレスがかかる戦争映画（『プライベート・ライアン』冒頭の戦闘シーン）、もう1本はお腹を抱えて笑うようなコメディ映画（『メリーに首ったけ』の笑えるシーン）です。それぞれを見たあとに、血管内皮機能を測定しました。

血管内皮機能というのは、かんたんにいうと、血管が広がりやすくなる機能です。この機能の低下は動脈硬化の初期症状といわれています。一方、血管内皮機能が良好であれば血液はスムーズに流れるので、血圧は下がってきます。

さて、研究の結果、**戦争映画を見たあとは20人中14人の血管内皮機能が低下（平均値で35％悪化）していたのに対し、コメディ映画を見たあとでは、20人中19人の血管内皮機能が向上（平均値で22％改善）**していました。

したがって、**笑いは血管内皮機能を改善し、動脈硬化の予防に効果的**だと考えられます。

「笑い」で血圧が下がる！

私たちの研究においても、日常生活においてよく笑っている人ほど将来的に血圧が上がりにくいことがわかっています。

地域住民を対象とした、音楽や笑いの健康効果を見るための調査を行ったことがあります。健康教室の参加者93人を年齢を層別したうえで「音楽群」35人、「笑い群」33人、対照群25人に分け、3カ月間にわたって隔週でプログラムに参加してもらいました。音楽群のプログラムは音楽療法士による音楽聴取、歌唱、楽器演奏を中心としたプログラム。笑い群は笑いの体操とヨガの呼吸法をミックスした笑いヨガに加え、笑いと健康に関する講演、落語などのプログラム。対照群は、通常の生活を送ってもらいます。またすべての群の人に、初回に生活習慣改善のための個人指導を行いました。そして教室参加前と３ヵ月後に、血圧、心拍数、心理的ストレス、そのほか生活習慣に関する因子を測定し、検討しました。

すると、主観的健康感は、参加する前と３ヵ月後では、対照群ではとくに変化がなかったのに対し、笑い群では「やや悪い」を選んだ人が約37％から18％に減少していました。

また血圧は、対照群はマイナス２・２㎜Hgであり有意な変化は見られませんでしたが（p＝０・６）、音楽群ではマイナス５・５㎜Hg（p＝０・02）、笑い群ではマイナス５・０㎜Hgと、有意な血圧低下が見られました（図５）。さらに健康教室の開始前後で測定した心拍・血圧においても、音楽群と笑い群では有意に低下していました。

つまり、**生活習慣改善のための指導をただ受けるよりも、音楽や笑いを生かしたプログラムを教室で受けるほうが、血圧はより低下しやすい**と考えられます。ただ、これは「笑い」の効果だけではなく、教室に参加することで生活習慣に気をつけたり人との付き合いが増えたりといった、副次的な効果もある可能性があります。

なお、「イライラすると血圧が上がる」といわれるように、血圧と感情は密接にかかわっていることが知られています。糖尿病への笑いの効果と同様、笑うと心身がリラック

図5：健康教室に参加前と参加3ヵ月後における最大血圧値の推移

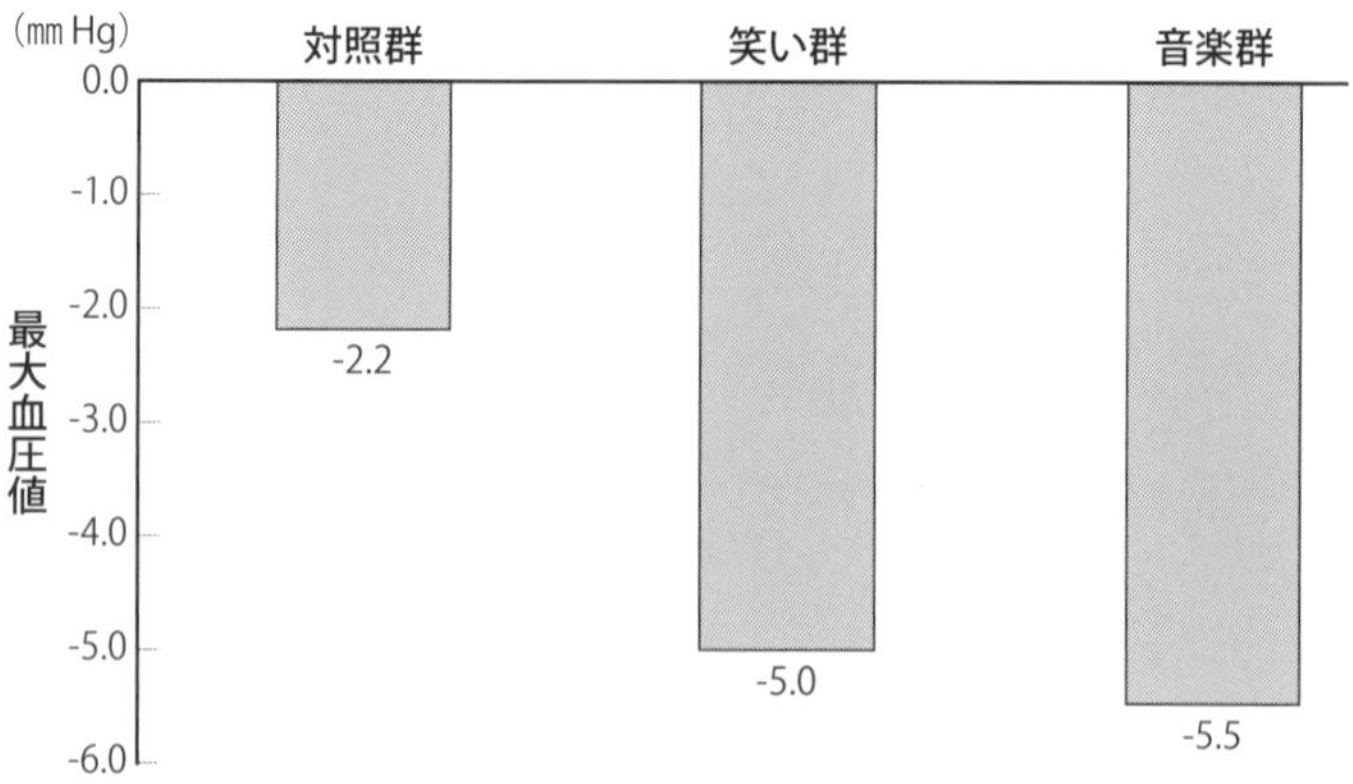

スし、末梢血管が拡張したり、インスリンの効き具合がよくなったりします。ストレスホルモンであるコルチゾールの分泌も減りますので、こういったことが血圧を下げたり、動脈硬化を防ぐのに役立っていると考えられます。

　さらに、笑いには有酸素運動効果があります。運動をすると筋肉にたくさんの酸素や栄養を運ぶために血管が広がったり、血圧を上げようと働く交感神経の緊張が緩和されたりするので、これも血圧の低下に一役買っているといえるでしょう。

「笑い」で気をそらし痛みがやわらぐ！

国際協力機関において、途上国に派遣される方に対して行っている予防接種に、私は医師としてかかわらせていただいています。海外派遣のための予防接種というのは、A型肝炎、B型肝炎、破傷風、狂犬病などですが、これまでに副反応が出たという報告はほとんど耳にしませんでした。

しかし、全国で新型コロナウイルス感染症のワクチン接種が実施されるようになると、A型肝炎などの予防接種でも副反応を訴える人が多くなったのです。

いったいなぜでしょう？

じつは、痛みというのは心理的な影響をものすごく受けます。よって、新型コロナウイルスのワクチン接種を受けた人の「高熱が出てつらかった」「腕が真っ赤に腫《は》れた」といったコメントを見聞きするうちに、ほかの予防接種でも同じようなことが起きるのではないかと思いこみ、実際に痛みや不調を感じる人が出てきたのです。

この現象を体のメカニズム的に分析すると、

副反応に対する不安や緊張によって交感神経が高ぶる

⬇

血流が悪くなる

⬇

痛みを発する物質が分泌される

という流れになります。

さらに、痛みに意識が集中すると余計に痛くなるという悪循環が起きてきます。そこで私は、予防接種を受ける方にはこうアドバイスをしています。

「緊張すると痛みが強くなるから、力を抜いたほうがいいですよ」

そう、**痛みをやわらげる秘策は、痛みから意識を切り離すこと**なのです。

「笑い」にはいったんストレスを断ち切る「脳内リセット効果」がありますから、痛みに対して有効であるといえます。

「笑い」は最高の痛み止めになる！

それを自らの体験で見事に実証した人物がいます。のちに「笑い療法の父」と呼ばれるようになったアメリカのジャーナリスト、ノーマン・カズンズ氏です。

米国「サタデー・レビュー」誌の編集長であったカズンズ氏は１９６４年、49歳のときに強直性脊椎炎《きょうちょくせいせきついえん》という難病にかかりました。痛みのために歩行もできず、もとの状態に回復する可能性は５００分の１と医師から宣告されました。

耐えられない痛みと日々格闘を続けるなか、彼は病室でお笑い番組を見ているうちに、10分間大笑いをしたら2時間痛みが軽くなるのを発見したのです。そして笑いの鎮痛効果が薄らいでくると、再びお笑い番組を見る。するともうしばらく痛みを感じずに過ごせることが多いことがわかりました。

従来の治療では痛みがとれなかったカズンズ氏は、さっそく笑いを取りいれた治療を独自に開始します。すると3週間後には歩けるようになり、半年後にはもとの職場に復帰できるまでに回復したのです。

その経過が権威ある医学雑誌「ニューイングランド・ジャーナル・オブ・メディシン」に掲載されると、世界各国で笑いが痛みに有効なのではないかという検討がされるようになりました。そして**笑うことによって「エンドルフィン」という、脳内でモルヒネや鎮痛剤のような働きをする神経伝達物質が分泌される**ことがわかってきました。

わが国でも、日本医科大学リウマチ科の故・吉野槇一名誉教授らが笑いと痛みの研究を行いました。「楽しい笑いの実験」という研究タイトルで、関節リウマチの患者さんたち26人と、比較対象となる対照群31人に落語を1時間聴いてもらったのち、痛みがどう変化するかを調べました。協力したのは人気のテレビ番組でもおなじみの林《はやし》家《や》木《き》久《く》蔵《ぞう》（現・林《はやし》家《や》木《き》久《く》扇《おう》）さん。いざ実験を行ってみると、**1時間落語で大笑いしたあとではリウマチ群では自覚的な痛みが有意に減少**したほか、**炎症に関係するインターロイキン6とストレスホルモンのひとつである血清コルチゾールが有意に低下**していました。これは**1週間分の鎮痛剤に匹敵するほどの痛みの緩和**です。これを目の当たりにした吉野先生は、「現在あるどんな薬を使っても、短時間でこれほど数値を下げることはできない」と感動したといいます。

「笑い」はNK細胞を活発にし、免疫力を向上させる！

「がんはどんな人の体でも発生しています」と言ったら、驚かれるでしょうか。

がんは、わが国において死亡原因第1位で、その割合は26・5％に及びます（2021年、厚生労働省「人口動態統計月報年計（概数）の概況」）。喫煙や飲酒などの生活習慣のほか、自覚的ストレスやうつ症状などが関連しているといわれています。

がんというのは、細胞分裂の際、遺伝子のコピーミスで生じます。じつは若くて健康な人の体にも、1日に約3000～5000個ものがん細胞が生まれているといいます。それでも、がんに侵されずにすんでいるのは、がん細胞を破壊する物質が体内に存在するからです。その物質を**「NK（ナチュラルキラー）細胞」**といいます。

NK細胞は人が生まれつきもっている免疫細胞で、血液やリンパにのって体中をパトロールしながら、ウイルスに感染した細胞やがん細胞を見つけると即座に退治します。つまり、**NK細胞の働きが活発であれば、感染症やがんにかかりにくい**というわけです。

一方、NK細胞の働きをかいくぐって生き残る細胞もあり、それらが異常な分裂・増殖をくり返すことで「がん」になります。

さて、「笑い」自体は、がん細胞を攻撃することはありません。しかし、**がん細胞を攻撃するＮＫ細胞の活性が、「笑い」によって高まることがある研究**でわかっています。

がん闘病患者を含む20～62歳の男女19名に、大阪のなんば花月《かげつ》で吉本新喜劇を約３時間見て笑ってもらい、その前後にＮＫ細胞の活性を測定する。そんな研究を、すばるクリニックの伊丹仁朗院長と、「元気で長生き研究所」所長の昇幹夫医師が共同で行いました。

すると、興味深い結果が表れました。

新喜劇を見る直前のＮＫ細胞の活性が基準値よりも低かった５人は、笑った直後に全員が正常範囲まで上昇。一方、直前の値が基準値だった５人は、笑ったあとに範囲内での高い値を示しました。そして直前が基準値より高かった８人は笑ったあと、急激にＮＫ細胞の活性が上昇することなく、基準値以上をキープするという結果になりました（１名は技術的に測定不能）。また、活性の変化は、がん治療に使われる免疫療法薬の投与による上昇速度よりもはるかに速かったといいます。

じつは免疫力は高ければよいというものではありません。

リウマチや膠原病《こうげんびょう》など自己免疫疾患と呼ばれる病気は、免疫システムがウイルスやがん細胞だけでなく、自分自身の体まで攻撃することで引き起こされます。しかしこの研究では、直前が基準値より高かった8人は基準値以上をキープする結果だったことから、**「笑い」はNK細胞の活性を上げるだけでなく、免疫システムのバランスを整える効果がある**ことも明らかになりました。

「笑い」でがんの予防ができる!?

笑うとなぜNK細胞が活性化されるのでしょうか。

人が笑うと、免疫をコントロールする機能をつかさどる「間脳《かんのう》」に興奮が伝わり、情報伝達物質の「善玉ペプチド」が分泌されます。これがNK細胞の表面にくっつくとNK細胞を活性化させ、がん細胞やウイルスを次々に攻撃するようになります。

逆に、悲しみや不安といったマイナス情報を脳が受け取ると、「悪玉ペプチド」が優勢となってNK細胞の働きは鈍化。免疫力がダウンしてしまいます。

最近の研究では免疫力の向上だけではなく、**がんの進展の予防や、がんに伴う痛みの軽減にも笑いが貢献する**ことが報告されています。たとえば、進行胃がんと診断され、手術も困難であった88歳の女性がいました。彼女に日常生活における笑いを増やすようなプログラムなどを実施した結果、1年7ヵ月後の内視鏡において、進行胃がんの明らかな縮小が見られたそうです。

また、十二指腸がんで余命数ヵ月と宣告されたあと、笑いの大切さに気づき、自ら落語家を目指した天神亭楽々《てんじんていらくらく》さんという女性もいます。彼女は余命を宣告されたあと、夢も希望もなく部屋に引きこもっていましたが、落語とがんの関係についての新聞記事を見て、生まれてはじめて落語を見に行ったところ、そのおもしろさに感動し、その日のうちに落語入門講座に入門。笑うことで自分自身のがんを受け入れ、アマチュア落語家として笑いを届ける生活によって、天神亭楽々さんの余命は倍以上に延びました。落語との出会いによって充実した生活が送れたと、著書『余命一年落語家になる——楽しいことはラクなこと』（ぶんか社）のなかで語られています。

「笑い」は運動と同じような効果がありますし、痛みを減少させる働きもありますので、そういったことががんの症状を軽減させて、ＱＯＬ（生活の質）の維持・向上に役立つことが考えられます。

「笑い」＝老化指標！ ボケると笑いが少なくなる！

「将来ボケたら、どうしよう」

これは多くの人が漠然と抱えている思いではないでしょうか。

20年以上にわたって平均寿命世界一を更新しつづけ、高齢化が急速に進んでいる日本において、患者数が急増しているのが認知症です。

厚生労働省の調査では、2025年の時点で65歳以上の高齢者のうち約5人に1人が認知症に該当すると推計されています。

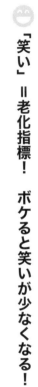

年齢を重ねると、もの覚えが悪くなったり、人の名前が出てこないといったことが増えてきます。しかしこれはおもに「脳の老化」によるもの。認知症は何らかの病気や障害によって、脳の細胞が壊れたり働きが悪くなることで認知機能が低下し、日常生活に支障をきたすようになった状態を指します。ただ、症状としてはもの忘れとして出てくることが多いため、加齢による「脳の老化」との区別がつきにくいのが現状です。

認知症は介護や「寝たきり」との関連も強く、「令和3年版高齢社会白書」（内閣府）によれば、介護が必要になった原因として、女性においては第1位、男性では脳血管疾患に次ぐ第2位に「認知症」が挙がっています。さらに心筋梗塞、脳卒中、生命予後との関連も指摘されており、認知症の予防は現代の超高齢化社会のなかで重要な課題だと考えられます。

さて、**一瞬にしておもしろさを理解し、反射的に笑顔をつくって「ハッハッハッ」と声を出す「笑い」には、じつは高度な脳機能が必要**とされます。また、笑うこと自体が脳機能の維持においてプラスに働く可能性もあります。

そこで私たちは、「笑いで認知症を予防できる可能性」を考察すべく、2007年に次のような研究を行いました。大阪府内で65歳以上の男女985人を対象に、「笑い」の頻度と認知機能の関係を調査したのです。

その結果は、日常生活において「ほとんど笑わない」人は、「ほぼ毎日笑う」人に比べて、男性では2・11倍、女性では2・60倍、認知機能が低下しているというものでした。

また笑いの頻度と認知機能との関連は性・年齢を調整したあとにも有意な関連がみられました（図6）。

図6：笑いの頻度と認知機能低下症状との関連（横断研究）

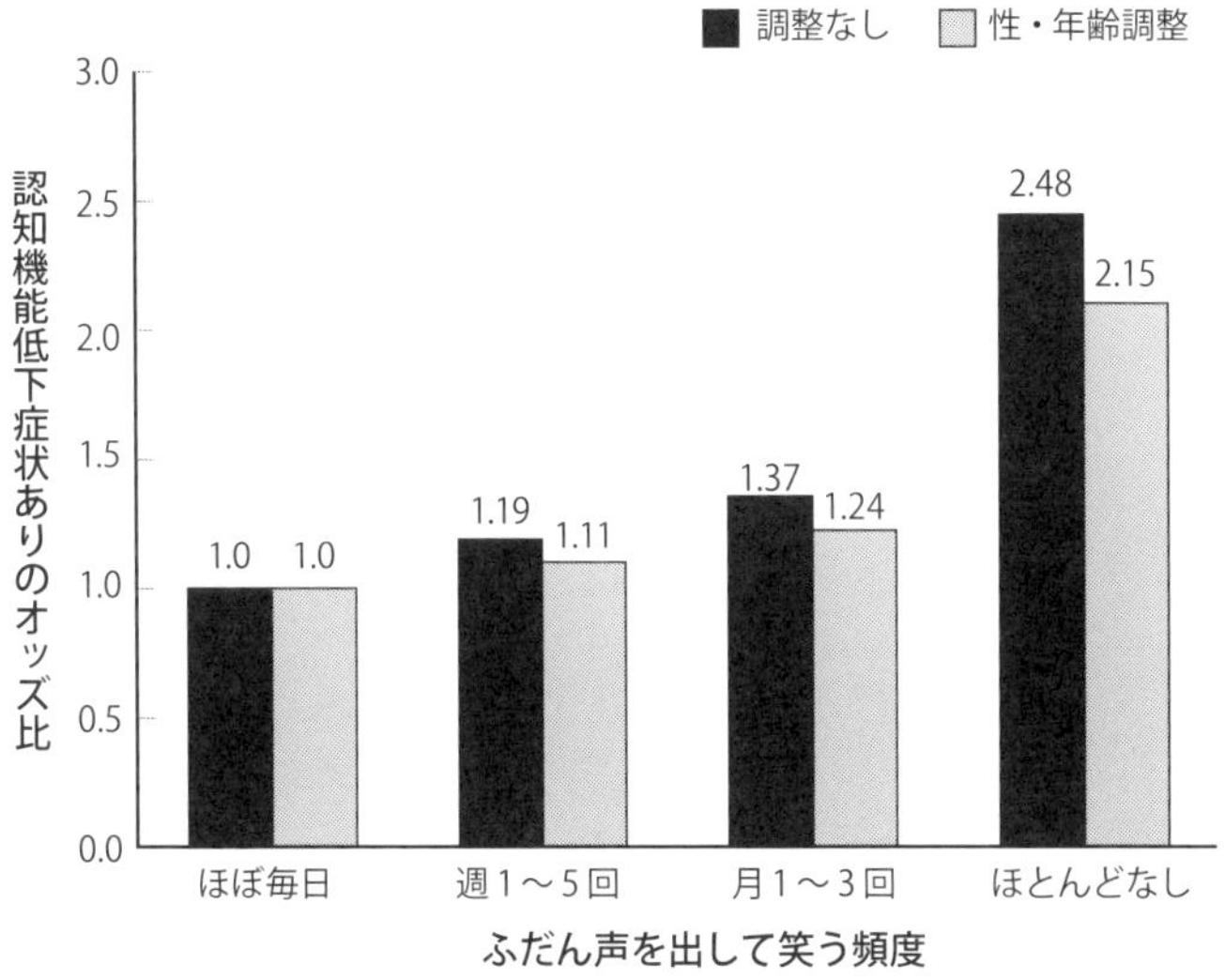

しかし、認知症だから笑わないのか、笑わない生活をしているから認知症になりやすいのか、この調査だけではわかりません。そこで、認知機能が正常な人だけを集めて、１年後に同じ調査をしました。

その結果、「ほとんど笑わない人」は「ほぼ毎日笑う人」に比べて１年後に認知機能が低下するリスクが３・61倍であり、「ふだん笑わない人ほど認知症になりやすい」ということが示唆されました（図7）。

つまり、よく笑っているというのは脳も元気である可能性が高いということです。一方、「うちのおばあ

図7：笑いの頻度と1年後の認知機能低下症状出現との関連（縦断研究）

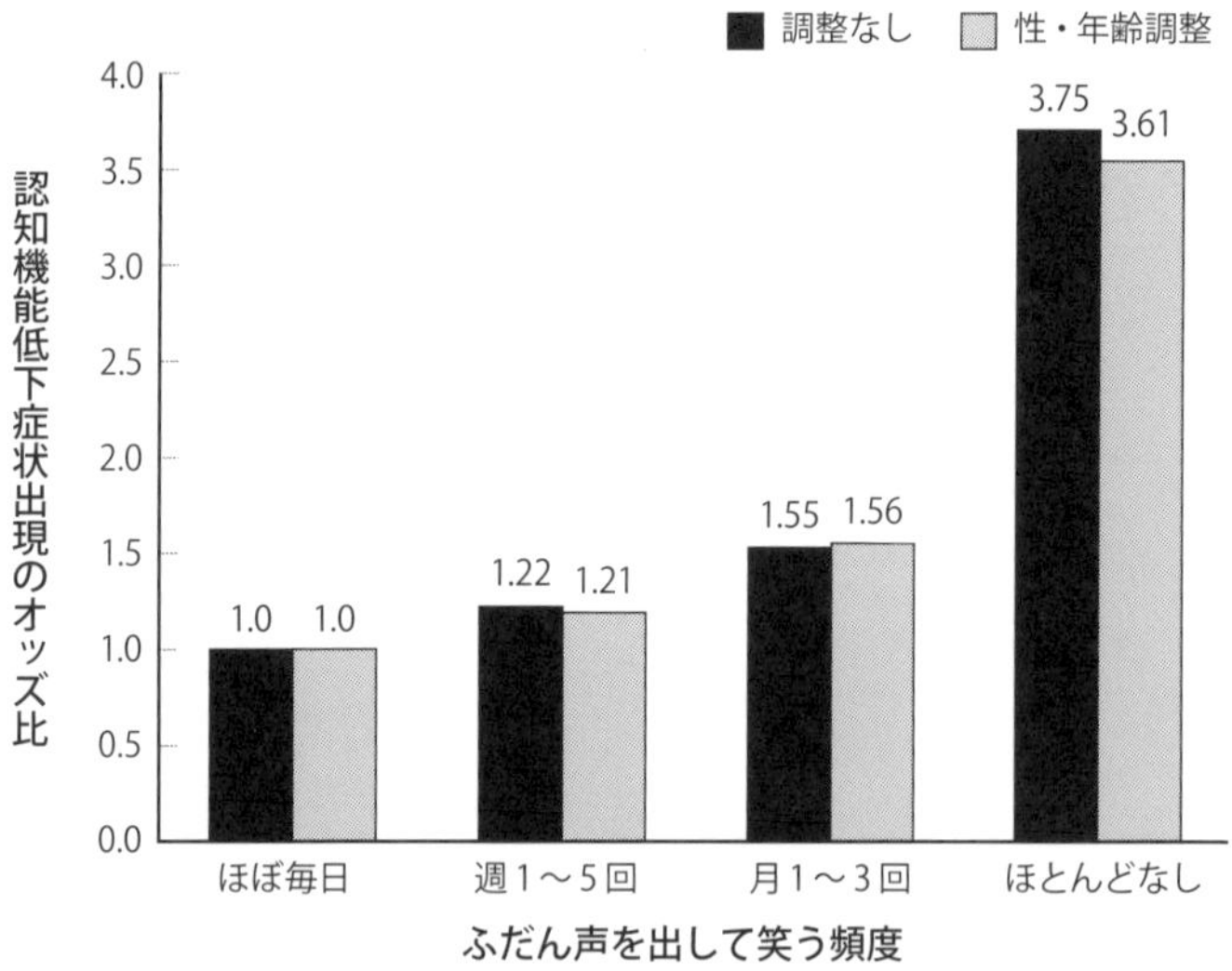

ちゃん、最近あまり笑わなくなったなぁ」など、**笑いが減ったと感じる場合は、認知機能が低下しつつあるかもしれません。**笑いは認知機能低下の予測にもつながるというわけです。

笑いの頻度を増やすことが認知症の予防や改善につながるかは、現時点ではまだわかっていません。地域住民を対象として「認知症予防を目的とした、笑って健康教室」を開催し、笑い・ユーモアを用いた健康教室が認知症予防につながる可能性を検討した調査をしたことがあります。結果としては、この健康教室によって心拍数の低下や笑いの頻度の増加、うつ症状の改善、ＱＯＬ（生活の質）の向上は見られたのですが、認知機能の改善は見られませんでした。ただ、これは参加者の認知機能がもともとそんなに低くなかったため、改善につながらなかった可能性が考えられます。

「笑い」で歯の本数も口腔機能も維持！

笑いはなんと、口腔機能や歯の本数にも関係しています。**よく笑う人ほど口の中が健康で、歯が残りやすいと**考えることができる興味深いデータがあるのでご紹介します。

私たちは、大阪府がん循環器病予防センターとともにこのような調査を行いました。大阪の地域住民約９００人を対象に、平均3年間の追跡期間中に口腔機能（唾液の分泌や誤嚥《ごえん》について）が悪化した人の要因を検討。その結果、「肥満および笑いが少ないこと」が口腔機能悪化の要因となっていました。

また、65歳以上の地域住民約2万４０３８人を対象に、「笑いの頻度と歯の本数の関係」を調べたところ、**ふだん声を出して笑うことが「ほとんどない」人に比べて、「週に1〜5回程度笑う」人や「ほぼ毎日笑う」人は、「まったく歯が残っていない」というリ**

図8：ふだんほとんど笑わない人のリスクの比較

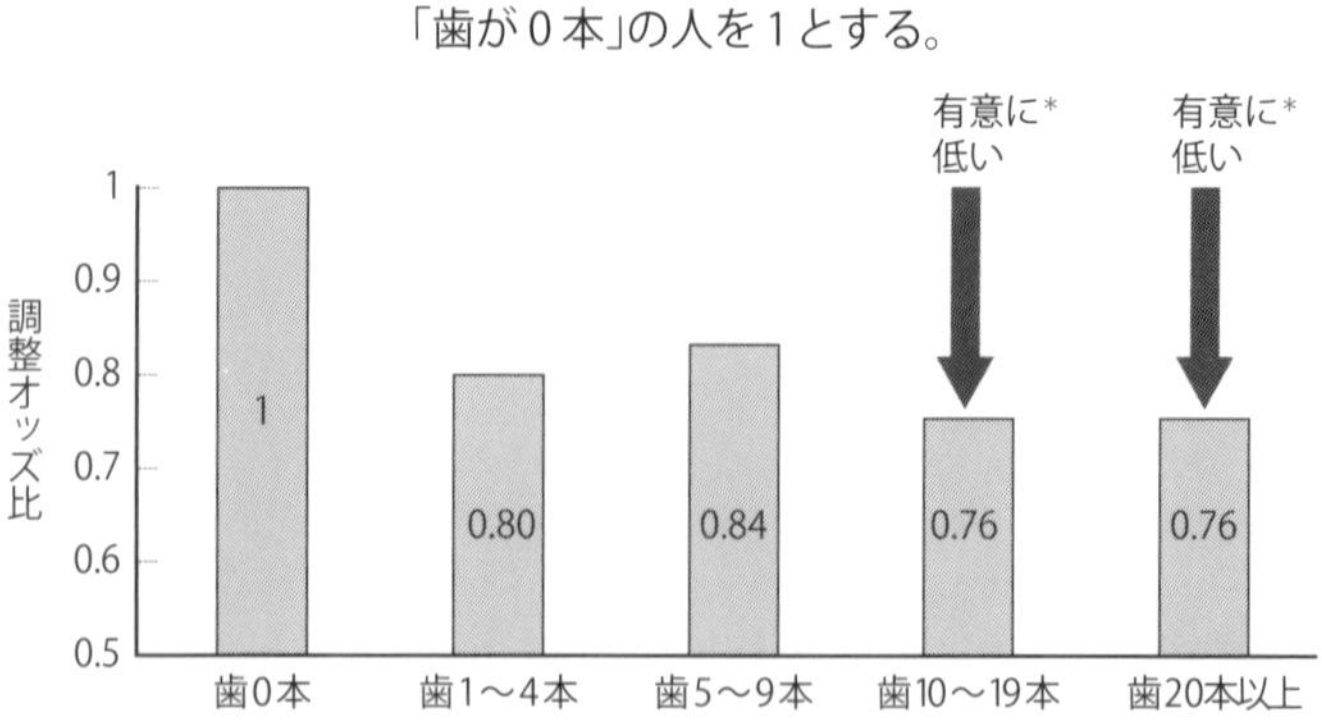

＊今回の結果が偶然にみられた確率が 5%未満であることを示している。

（出典：Hirosaki M, et al. Qual Life Res. 30: 1561-1569, 2021）

スクが低いということがわかりました。さらに、**「歯が０本」の人に比べて、「歯が10本以上ある」人のほうが、ふだんから笑っている可能性が高い**ことも示唆されたのです（図8）。

なお、歯の本数は食事だけではなく全身の健康とも関係しており、歯が20本以上ある高齢者は、そうでない人に比べて認知症や転倒のリスクが低くなるといわれます。つまり、歯の本数が維持されているということは、食生活を豊かにするだけでなく、脳の健康維持や骨折の予防にもつながるということです。

「笑い」のどこが口に効く？

ところで、高齢になって歯が失われるおもな理由は何でしょうか。

それは「歯周病」です。日本では成人の８割が歯周病をもっているといわれ、歯周病は歯を失う原因の第１位に挙げられます。歯周病というのは、歯と歯茎のすきまに入った細菌が歯茎に炎症を引き起こし、歯を支える骨まで溶かして歯をグラグラにさせてしまう病気です。30歳代から増えはじめ、進行すると歯が自然に抜けるか、または歯科医院で抜歯することになります。

その歯周病と大きく関係するのが「唾液の分泌」です。

唾液は噛んだものを飲みこみやすくしたり、消化を助けたり、食べ物のカスを洗い流したりといった働きに加え、歯や歯茎を雑菌から守る「抗菌作用」も大事な役目です。しかし唾液の分泌は、加齢やストレス、喫煙などによって減少していきます。すると口の中で雑菌が繁殖しやすくなって口臭が強くなったり、虫歯や歯周病、口内炎などの病気にもかかりやすくなります。

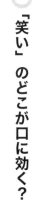

笑うときには口の筋肉を使うため、**「笑い」は唾液の分泌を促します。それが歯周病の予防につながり、口腔機能を良好に保ったり、歯の本数を維持することにつながる**のです。

また口腔内の筋肉も鍛えられますので、**誤嚥《ごえん》防止、ひいては誤嚥性肺炎の予防効果も期待できる**でしょう。

歯周病を予防して歯の本数を維持するためには、日々の歯磨きや定期的な歯石除去で歯茎の炎症が起きにくい環境をつくるほか、笑いによって唾液の分泌を促すことが有効なのです。

「笑い」で肥満・メタボを予防！

新型コロナウイルス感染症予防による外出制限の影響で、日本では3人に2人がストレスを感じ、4人に1人が「コロナ太り」を感じているといわれました。長引く「巣ごもり生活」が運動の機会を減らして体重増加を招いただけでなく、慣れないリモートワークにより肩こりや冷えに悩む人も増えたようです。

まず「コロナ太り」についてですが、おもな原因は運動不足だと考えられますが、それと同時に、思うように人と会えないことや感染への不安といった精神的なストレスも、体重増加と大きく関係しているといえるでしょう。

というのもじつは、**人がストレスを感じたときに分泌される「コルチゾール」というホルモンには、食欲を増進させる作用があります。**みなさんのなかにも、ストレスがたまったときに甘いものや脂っぽいものについ手が伸びてしまうという経験をおもちの方もいらっしゃるのではないでしょうか。その結果、カロリーオーバーとなり体に脂肪がつきやすくなってしまうのです。

英国のロンドン市役所に勤務する1万人以上の人を対象として、職場ストレスとメタボリックシンドローム（メタボ）の関係を14年にわたり検討した結果、**慢性的に職場ストレスを感じている人は、そうでない人に比べて2倍以上メタボになりやすい**ことが報告されています。

また、私たちが兵庫県の地域住民約1600人を対象として、メタボとうつの関係を調べた結果、**男性ではうつ症状をもっている人ほどメタボのリスクが高い**ことがわかりました。これは、ストレスホルモンにより、内臓脂肪がたまりやすくなるからだと考えられています。

一方で、肥満やメタボの状態が続くとうつになりやすいという報告もあります。これは肥満によって、夜間に無呼吸や低換気が起こりやすくなり、睡眠の質が低下することや、肥満細胞から炎症性の物質が分泌されて脳に影響することなどが考えられています。

このように、肥満とストレスやうつは相関関係があります。したがって、運動や食習慣などだけではなく、心のケアをすることも重要になりますので、有酸素運動であり、ストレスホルモンを低下させる「笑い」は有効であるといえます。

「笑い」が肩こりも解消！

肩こりは、多くの人が抱える悩みでしょう。スマートフォンが普及し、またリモートワークが増え、デスクワークの時間が増えた現在ではなおさらです。２０２２年６月に一般社団法人日本リカバリー協会が発表した調査結果によると、全国10万人の20〜69歳の男女のうち、全体で72・５％の人が首筋・肩こりを抱えているということです。男性では67・０％、女性78・１％という割合で、年代別では30〜40代が75・３％ともっとも多くなりました。通勤・デスクワーク・食事などで座っている時間と首筋・肩がこる症状の自覚についてでは、「7時間以上9時間未満」を境に自覚のない人の1・33倍と増えています。働き盛りの世代ではパソコンやスマホを多く活用しますから、その影響が首筋・肩こりに出ていると考えられます。

また、肩こりはストレスとも関係しています。大阪府立健康科学センター（現・大阪健康安全基盤研究所）と共同で私たちが行った調査で、肩こりと生活習慣との関連を見たところ、肩こりがある人は男女ともにふだんの身体活動量が少なく、定期的な運動をしている人の割合が少なかったほか、ストレスを感じる、腹が立つことが多い、ぐっすり眠れていないという人が多く見られました。

そして肩こりに関係する身体的要因と生活習慣について多変量解析を行ったところ、ストレスと肩こりはとくに強く関係しており、**自覚的ストレスが多い人はそうでない人に比べて、肩こりのリスクが1・5倍以上**であることがわかりました（図9）。

笑うことで肩こりがよくなるという、直接的な研究結果はまだありません。ただ、先に見たとおり、「笑い」には痛みをやわらげる作用があります。またストレス解消効果やリラックス効果がありますので、笑うことが肩こりを改善・予防する可能性はあると考えられます。

図9：自覚的ストレス、身体活動量、睡眠時間と肩こりの頻度と関連

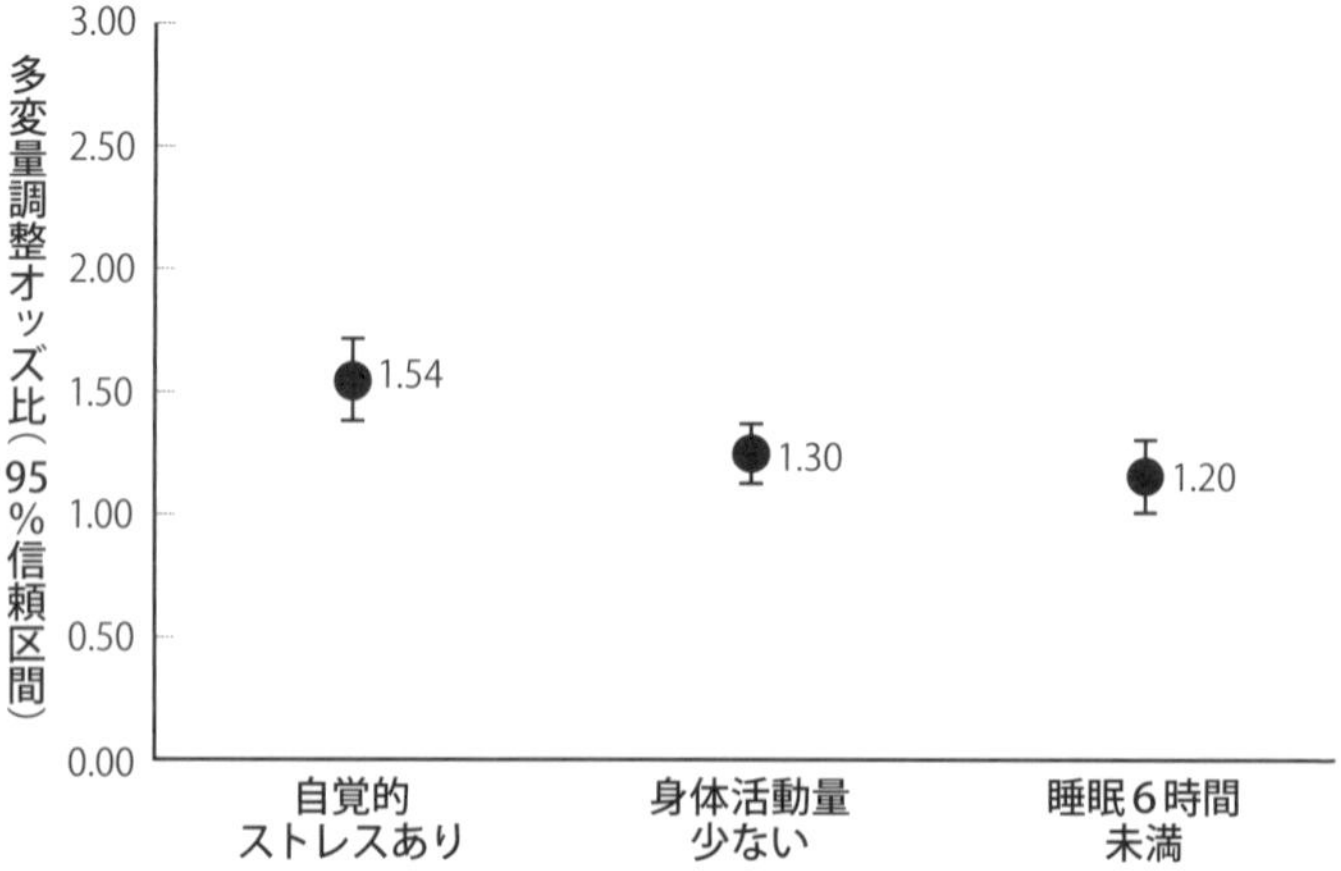

肩こりや体の不調は、気分を陰鬱《いんうつ》にします。しかし物事を悲観的にとらえると、それがさらなるストレスになりかねません。先の肩こりと生活習慣との関連の研究で、同じ集団において物事を楽観的に考えることと肩こりの関係を調べました。すると、物事を楽観的に考える人がそうでない人に比べて肩こりを有するオッズ比は、男性で0・67倍、女性で0・64倍でした。**男女ともに、物事を楽観的に考える人は、肩こりを有するリスクが3分の2程度だった**のです。さらに、この関連はストレスを自覚しているかどうかに関係な

く見られたため、物事を楽観的に考えることが肩こりのリスクを減らすという可能性もあります。

現代社会はストレス社会ともいわれますが、あまりくよくよせず、「なんとかなるさ」と少しお気楽に考えることが、心身をリラックスさせ、肩こりを予防するのかもしれません。

「笑い」でポカポカ！　冷え性も改善！

冷え性は、女性の3分の1に見られるといわれます。外気温の変化に伴って、手、足、腰などの冷えや、冷えに伴う痛みや倦怠感《けんたいかん》などの症状を感じやすい人（通常の人では感じない程度の温度変化でも感じる人）を冷え性といいます。症状が強くなるほど、目の疲れ、めまい、立ちくらみ、頭痛、肩こり、腰痛など、末梢循環障害によるほかの症状も出てきます。これらによってＱＯＬ（生活の質）が低下することも考えられます。

冷え性の原因としては、大きく

① 甲状腺機能低下症、貧血、糖尿病、動脈硬化などの病気
② 遺伝、加齢、やせ、低血圧などの体質的な要因
③ 食生活、運動習慣、職場環境、ストレスなど生活習慣や環境

の3つに分けられます。

大阪府立健康科学センター（現・大阪健康安全基盤研究所）の健康診断を受けた3185人の女性を対象に冷え性について調査した結果、冷え性の女性は、そうでない女性に比べて「朝食を抜くことが多い」「身体活動量が少ない」「仕事や日常生活でストレスを多く感じる」人の割合が多いことがわかりました。

朝食はまずとっていただくとして、「身体活動量」と「ストレス」については、有酸素運動でもありストレス解消効果、またリラックス効果もある「笑い」は大いに役立ちそうです。

こんな実験をしたことがあります。4名の女性を対象として、5分間の「つくり笑顔」をしてもらったのです。すると、つくり笑顔であったにもかかわらず、全員の手指の皮膚温が上昇しました（図10）。**これはリラックス効果によって血管内皮機能が改善・血管が**

図10：つくり笑顔前後におけるサーモグラフィによる手指の表面温度の変化

つくり笑顔前

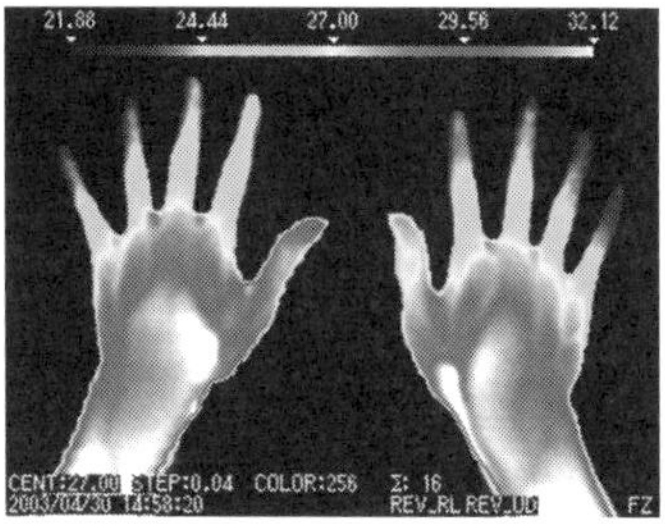

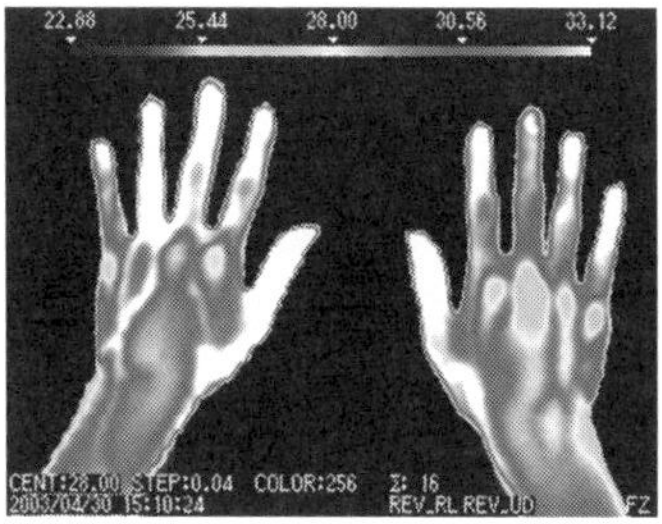

つくり笑顔後

拡張し、指先など末梢循環がよくなったからと考えられます。

実際に、私たちが定期的に行っている笑いを用いた健康教室では、大笑いをしたあとは「体がラクになった」「手足がポカポカする」という人がとても多いのです。

ちなみに、この手指の皮膚温度の実験には裏話がありまして、当初はある漫才コンビの芸で笑ったあとの皮膚温の上昇を調べようとしていました。しかし話がスベりまくってしまい、まったく参加者が笑えず、皮膚温はむしろ低下してしまいました。

そこで苦肉の策としてつくり笑顔を

してもらったところ、体温が上がりはじめたのです。

つまり、**おもしろいと思っているかどうかにかかわらず、「笑う」「笑顔をつくる」という行動自体が、体によい影響を与える**のかもしれません。

これは重要なポイントです。なぜなら、いくら「笑い」が体によいとわかっても、おもしろいことや楽しいことなどの笑うきっかけがなくて笑えない人もいるからです。そういう人でも、「笑う」という行為だけでよければできるはずです。本書でも、おもしろくなくても笑いをひねりだせる「笑いヨガ」を第４章で紹介しますので、「笑えって言われてもムリ……」と思っている方は、ぜひそちらをご覧ください。


さて、生活習慣病と笑いの関係を見てきましたが、おそらく、多くの方が「どの症状にもストレスはだいたい関係している」ということに気づかれたと思います。つまりストレスにうまく対処することが、健康増進につながります。ということで、次章はストレスについて、見てみましょう。

コラム　笑いと幸福度の関係は？

「笑う門には福来る」ということわざがあります。

幸せを感じている人が長生きするというのは、すでに研究により明らかになっていますが、ではこのことわざのように、「笑い」と幸福度は、はたして関係しているのでしょうか。

私たちは大阪がん循環器病予防センターと共同で、大阪の地域住民1759人を対象として、笑いの頻度と幸福度の関連を調べました。笑いの頻度は質問紙を用いて、ふだん声を出して笑う頻度を「ほぼ毎日」「週1〜5日」「月1〜5日」「ほとんどなし」の4段階で測定するとともに、自覚的な幸福度を10段階で答えていただきました。

その結果、笑う頻度が高いほど自覚的な幸福度の平均点は高く、笑う頻度が「ほぼ毎日」は8・1点、「週1〜5日」は7・2点、「月1〜5日」は6・3点、「ほとんどなし」は5・4点となりました。

一方で、ほぼ毎日笑う人のなかにも幸福度が低い人はいますし、ほとんど笑わない人のなかにも幸福度が高い人がいます。ただ、笑いの頻度が「ほぼ毎日」「週1〜5日」の場

図11：笑いの頻度と幸福度との関連

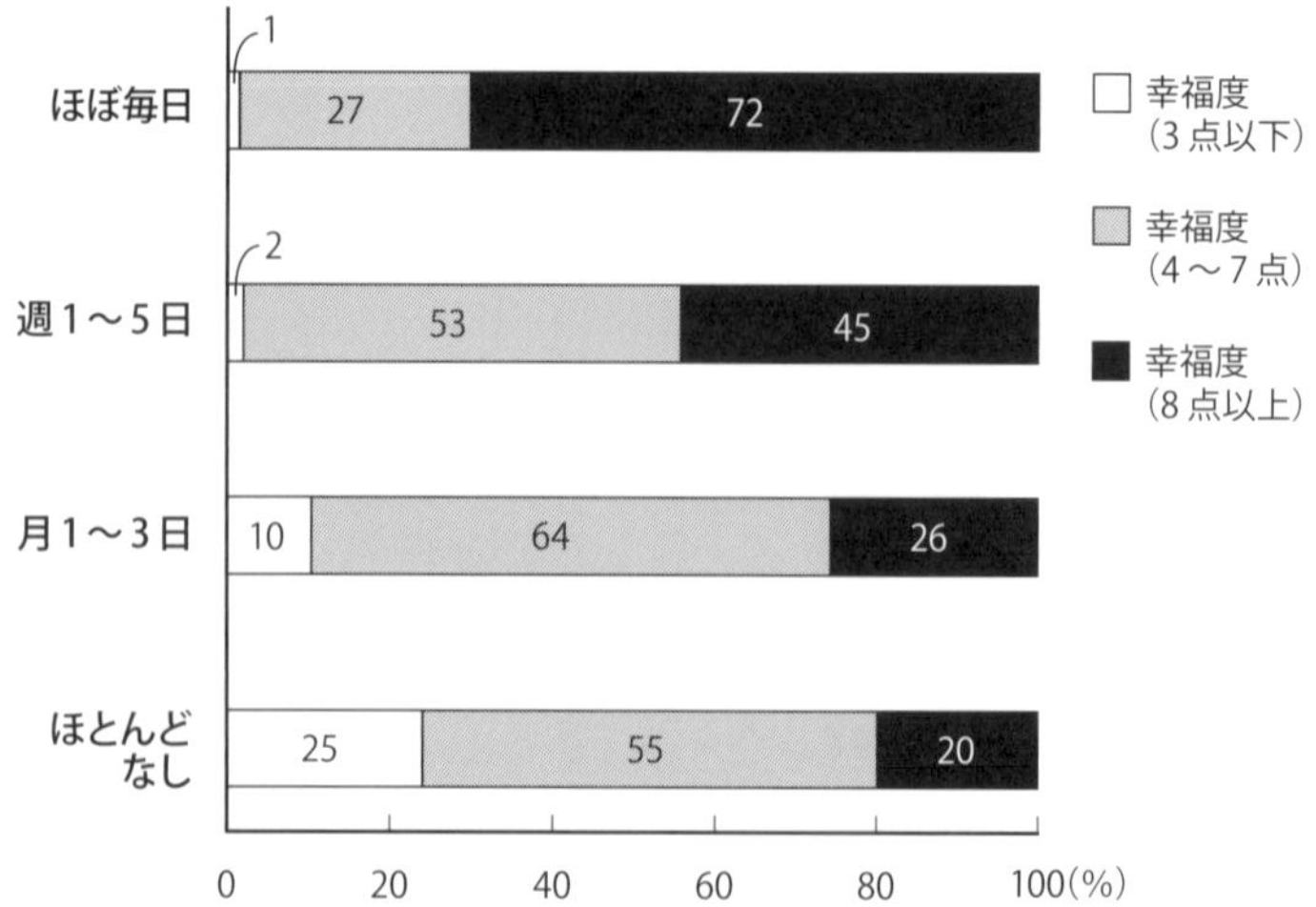

合、幸福度の得点が3点以下という人はほとんど見られませんでした。しかし笑いが「ほとんどなし」の人は、幸福度の得点が3点以下の人が約4分の1となりました。「ほとんどなし」のなかにも幸福度が8点以上と高い人もいますので、「笑っていない＝幸福度が低い」とはいえなさそうですが、笑っている人の幸福度が高いことは間違いないようです（図11）。

　しかしこれだけでは、笑っているから幸福度が高いのか、幸福度が高いから笑っているのかはわかりません。今後は、笑っている生活をしていると将来的に幸福度が高くなるのか、検討する必要があります。また、自覚的な幸福度が高いことがよいのか、経済状況など客観的な幸福度が高いことがよいのかも、まだわかっていません。ただ、自覚的な幸福度が高いほうが疾病予防につながるという研究報告が多くありますので、好きなことをしたり、好きな人たちに会ったり、好きな場所に行ったりして、大いに笑って「幸せだなぁ」と感じるのが、健康な人生には大事なのではと思われます。

第2章

ストレスを吹き飛ばす「笑い」のパワー

ストレス抜きでは語れない現代社会

現代社会はストレス社会といわれます。厚生労働省による２０２０年の労働安全衛生調査では、過去1年間（２０１９年11月1日から２０２０年10月31日までの期間）にメンタルヘルス不調により連続1ヵ月以上休業した労働者または退職した労働者がいた事業所の割合は、９・２％となっています。

同じく厚生労働省による２０１９年の国民生活基礎調査によると、「悩みやストレスがある」人の割合は47・９％で、ここ十数年はほぼ同じような状況が続いています。ただ、このあと新型コロナウイルスの感染拡大がありましたので、この割合はいまはもう少し上がっている可能性もあります。

職場や学校などの人間関係、家庭内での人間関係、友人・恋人との人間関係、将来のこと、家計の不安、社会の不安……ストレスとなるものは、挙げたらきりがありません。

ストレスはあまりに身近ですし、「ストレスがたまる」「体を動かしてストレス発散しよう」など、「ストレス」という言葉は日常的に使われます。しかしいったい、「ストレス」

図12：ストレスとは

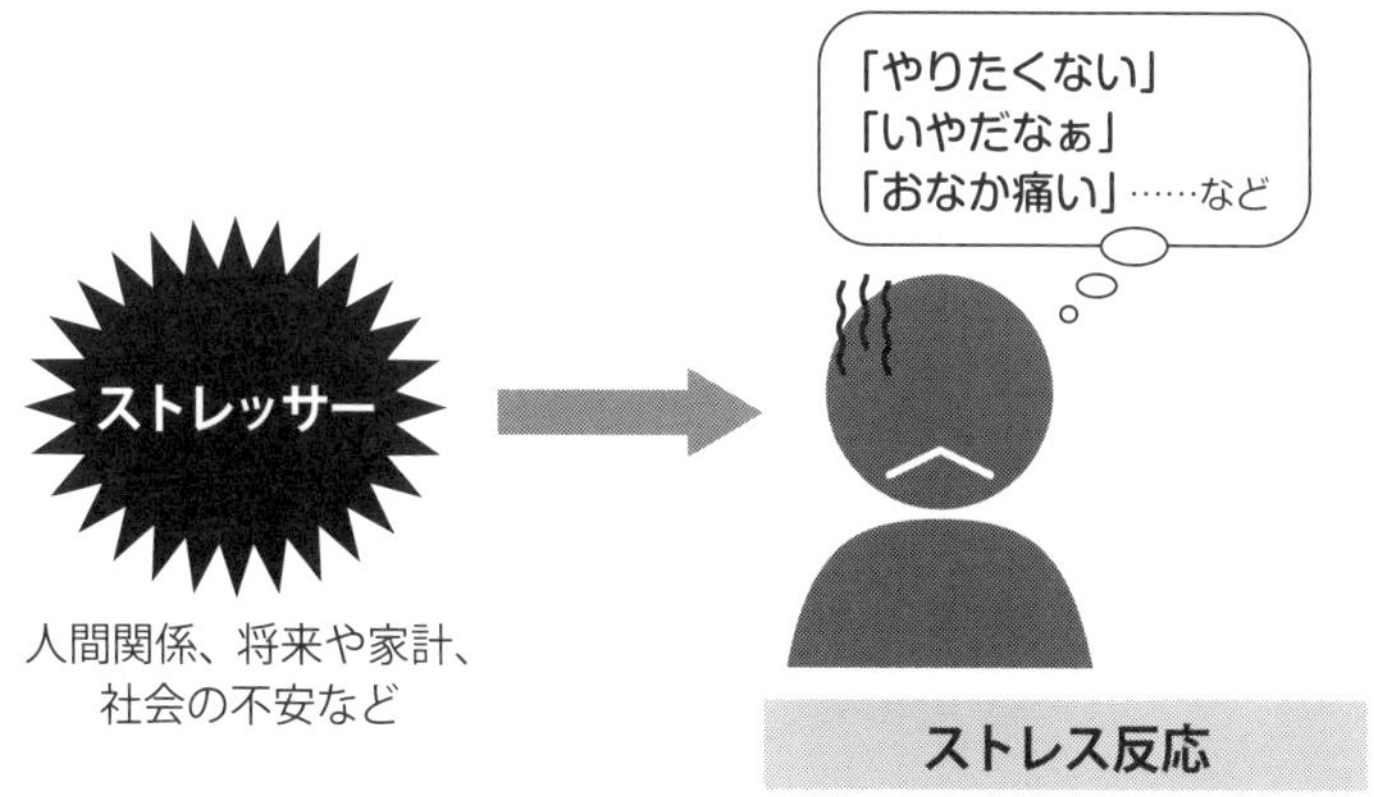

とは何でしょう？

もともと「ストレス」という言葉は、「外からかかる力による物質の歪《ひず》み」ということを意味し、物理学で使われていました。医学の世界では、この言葉をカナダの生理学者、ハンス・セリエ博士が人に対して使ったことがはじまりです。セリエ博士はストレス学説の生みの親であり、「ストレス学の父」といわれます。

医学的には、外からの刺激（＝ストレッサー）に対する体や心の反応のことを「ストレス反応」と呼んでいます。一般的に「ストレス」というと、この「ストレッサー」と「ストレス反応」両方の意味を含んでいます（図12）。

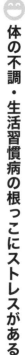

体の不調・生活習慣病の根っこにストレスがある

さて、本書の第1章で糖尿病や高血圧、がんなど、さまざまな生活習慣病や体の不調の改善や予防に「笑い」が役立つことを見てきましたが、これらの病気の多くにはストレスが原因として関係していることはお伝えしたとおりです。

ストレス学の父セリエ博士は、著書『現代社会とストレス』（法政大学出版局）の中でこう語っています。

「われわれがしばしば経験する疾病の大部分は、細菌、毒物、あるいはその他の外的作用因子の直接的な働きかけというよりは、むしろそのほとんどがストレスに対するわれわれの適応反応の過誤に基づくということが明らかになりつつある」

また、「病気の半分は心です」「ネガティブな情緒は身体をギュッと締めつけるような作用をもち、それが結局は治癒系を阻害する」など、精神的なストレスが健康に悪影響を及ぼすことは、多くの専門家も指摘しています。ストレスがある状態が続くと心や体、行動などに変化が現れ、やがて重篤な病気につながることがあるのです。

実際に私も医療の現場で、ストレスという目に見えない存在が体に与える影響を目の当たりにしてきました。とりわけそれは糖尿病、高血圧、肥満、脂質異常症、がん、心臓病、脳卒中などの生活習慣病において、顕著に見られました。

生活習慣病は、その名のとおり生活の習慣がおもな原因となる疾患です。したがって、食事や運動、喫煙・飲酒といった日々の行動を見直すことが予防や改善につながります。

しかし深夜のラーメンを我慢しても、タバコの本数を減らしても、数週間後にはもとに戻ってしまう。これが現実です。それどころか、我慢によるストレスで以前よりも食事やタバコの量が増えてしまう、いわゆるリバウンド状態に陥ることもあります。肥満や高血圧を何とかしたいという気持ちはあるのに、どうしても努力が長続きしない。こうして苦しむ人たちを私は何人も見てきました。

彼らを深夜のラーメンや過度の喫煙に走らせるその上流には、「ストレス」という巨大な存在が横たわっています。職場での人間関係や家庭でのゴタゴタ、将来への不安……。

図13：ストレスが発生するとどんなことが起こるか

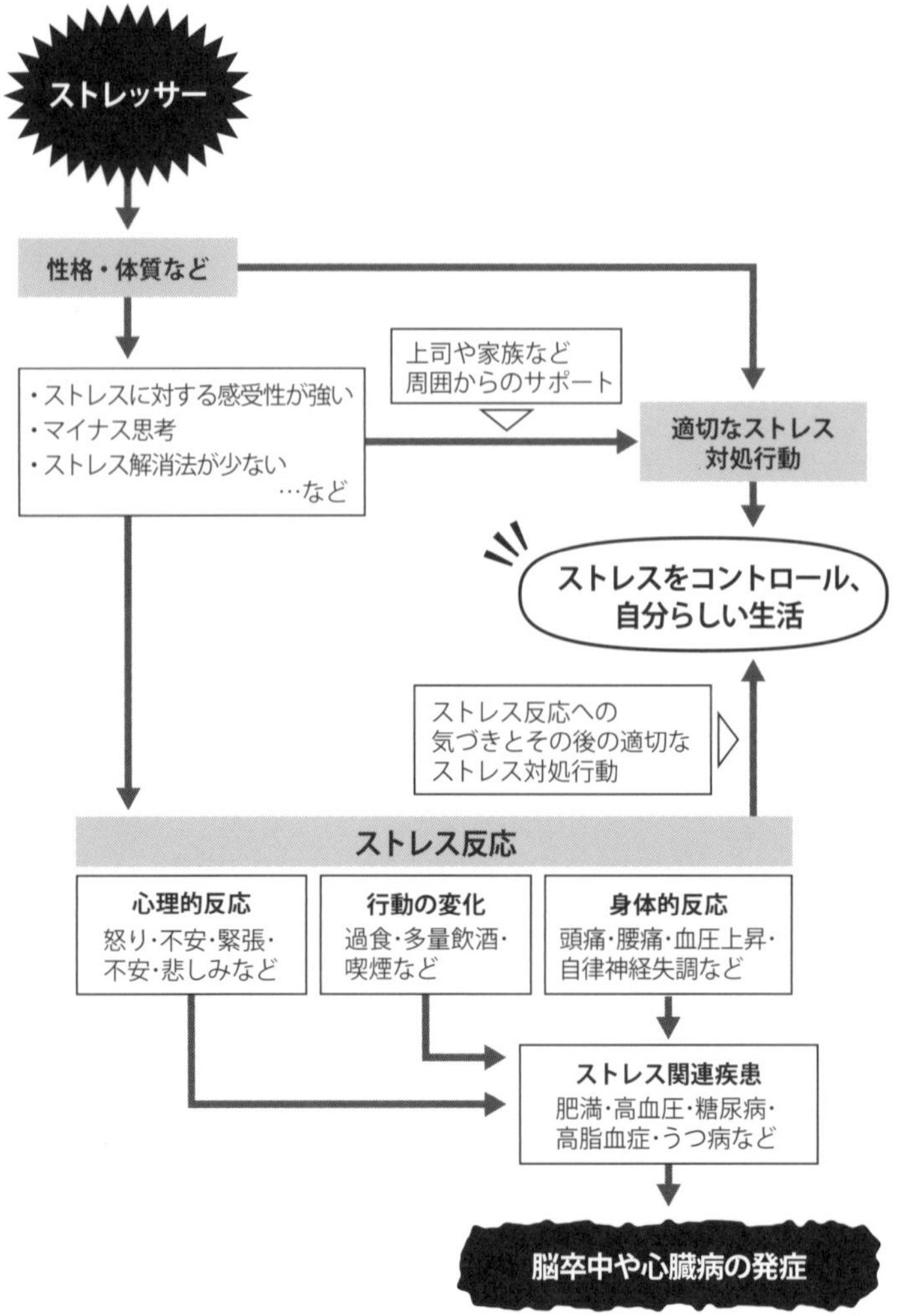
ストレッサー
性格・体質など
・ストレスに対する感受性が強い
・マイナス思考
・ストレス解消法が少ない
…など
上司や家族など
周囲からのサポート
適切なストレス
対処行動
ストレスをコントロール、
自分らしい生活
ストレス反応への
気づきとその後の適切な
ストレス対処行動
ストレス反応
心理的反応
怒り・不安・緊張・
不安・悲しみなど
行動の変化
過食・多量飲酒・
喫煙など
身体的反応
頭痛・腰痛・血圧上昇・
自律神経失調など
ストレス関連疾患
肥満・高血圧・糖尿病・
高脂血症・うつ病など
脳卒中や心臓病の発症

行き場をなくしたストレスが、「食べる」「タバコを吸う」といった行動で発散される。まさにストレスに対する適応反応が起きているのです（図13）。

つまり、**生活習慣病や体の不調を治すためには、食事や喫煙、飲酒などの習慣を変える以前に、「ストレス」を何とかしなければなりません。**

それなら、原因となるストレスをなくしてしまえばいいではないか。

理屈ではそうです。しかしそれは決してかんたんなことではありません。そもそも、ストレスは私たちにとって「１００％悪いもの」なのでしょうか。

いいストレスと悪いストレス

「ストレスをまったくなくすには、どうしたらよいでしょうか？」

そう質問してきた相手を、ストレス学の父セリエ博士はある場所へ連れて行ったといいます。そこは墓地でした。つまり、「死なない限りストレスはなくならない」ということです。ハンス博士はこうも言っています。「ストレスは人生におけるスパイスのようなものだ」

たとえば友人の結婚式でスピーチをすることになったとします。前日は不安と緊張でなかなか眠りにつけなかった。しかしいざ大勢の前でスピーチをしたら思いのほか反響があり、新郎新婦も大いに喜んでくれた。

不安が大きかったぶん、それを乗り越えたときの達成感は格別で、このときのストレスは、まさに人生に彩りを与えてくれたポジティブなストレスといっていいでしょう。

つまり**ストレスには、骨をも枯らしてしまうような「悪いストレス」と、人生のスパイスとなる「いいストレス」があるということ**です。

また、同じ出来事を経験したら、みな同じようにストレスを感じるというわけでもありません。たとえば、「来月は売上目標120%達成でよろしく」。朝礼で部長からこう告げられた場合、Aさんはそれが強度のストレスとなって会社に来られなくなってしまう（悪いストレス）。一方のBさんは、部長の言葉を「挑戦」ととらえ、絶対に達成してみせると意欲を燃やす（いいストレス）。そんなことも、当然起こります。

ストレスというのは、「ストレッサー」と呼ばれる「ストレスのもと」に対する生体反応ですから、本人のストレス耐性によってその出方は変わってきます。計算式にするとこのようになります。

ストレスの大きさ × 本人のストレス耐性 ＝ ストレス反応

「いいストレス」は人生に彩りを与えてくれます。ですから一概に「ストレスは悪だ、排除しよう」ということではないのです。当然、排除したほうがいいストレスはあるでしょう。ただそれだけではなく、**ストレスをどうとらえ、どう付き合うかということも考える必要があります。**

まずはストレスに気づくことが大切

ストレスに対処する第一歩は、自分がストレスを抱えていると気づくこと、その影響が心や体に出ていると気づくことです。ヒントとしては「自分のウィークポイントを知ること」。というのも、**ストレスはもともとその人がもっている「弱いところ」を突いてくる**からです。

東日本大震災のあと、被災地域の人々で症状が悪化したのは、腰痛や頭痛、関節痛、歯痛といった「痛み」を伴う症状でした。ストレスを感じたとき、もっとも体に現れる症状が「痛み」です。歯周病をもっているなら歯、頭痛もちの人は頭といった具合に、おもにその人の「弱いところ」にストレスは現れます。

一方、イライラや怒り、不安、緊張、悲しみ、無気力といった形で、**ストレスの反応がメンタルに出る人もいます。**このタイプの人は、行動に変化が現れやすくなります。ためこんだ感情のはけ口として、過食や多量の飲酒・喫煙、爆買い、暴力、ギャンブルなどに走るのです。それが、肥満や高血圧といった生活習慣病に結びつくことも少なくありません。

ストレスにさらされているときは、いってみれば非常事態が続いているわけですから、その歪みは必ずどこかに現れます。体に出やすいのか、メンタルに出るタイプなのか。自分のストレスサインの傾向を知っていれば、「ちょっと怒りっぽくなってきたから、今日は早めに休もう」などと先手を打つことができます。

「笑い」とストレスの関係

さて、ストレスの説明が長くなってしまいましたが、ここで、「笑い」の出番です。

自分にストレスがあると気づいた、どうにか対処したい……。しかし、ストレスを生み出す社会状況・環境やそれによって生まれるネガティブな感情などをどうにかするというのは、なかなか難しいものです。

たとえば職場の上司とそりが合わなければ、配置換えをしてもらうか、会社を辞めるしかありません。配偶者と暮らすことがストレスなら、別居か離婚をするしか根本的な解決策はないでしょう。そんなことをしていては、生活が成り立ちません。大なり小なり日々ストレスは発生しているわけで、それを完全に取り除くのは不可能に近いわけです。

医学界でもさまざまな研究が行われていますが、解決策を見いだせずにいました。

そんななかで、**悪いストレスを減らすのではなく、笑いや生きがいといったポジティブな要素を増やすことで悪いストレスを緩和させよう**という動きが出てきました。「笑い」の研究が近年さかんになってきたのには、そんな背景があります。

「笑い」には、序章で見たとおり、4つの効果があります。そのなかに「ストレス解消効果」があったのを覚えておいででしょうか（↓22ページ）。笑うことで脳内が一瞬空っぽになり、脳からの指令が遮断されることで、ネガティブ感情や体調不良を引き起こす物質の分泌が止まるという、あの効果です。

実際に私たちは、笑いとストレスの関連を調査しました。

大阪府内の企業従業員男女1600名（年齢21〜59歳）を対象として、自己記入式質問紙によって、ふだん声に出して笑う頻度、心理的健康度の指標として自覚的ストレス、ストレス解消法、うつ症状、怒りの表現方法（怒りを内にためる程度、外に出す）を測定し、笑いとの関連を見ました。

その結果、笑う頻度が少ない人は日常生活において「自覚的ストレスを感じる頻度」が高く、ストレス解消法は少ない状態でした（図14）。日常生活においてほとんど笑う機会のない人は、ほぼ毎日笑う人に比べて腹を立てる頻度は2倍以上の割合で多く、ストレス解消法がある人の割合は2分の1以下でした。

また、「笑う頻度」と「怒りを内にためる程度」および「うつ症状」の関係はというと、男性では、**笑う頻度が少ないほど怒りを内にためる程度が高く**（図15）、**うつ症状を多く**

図14：笑いの頻度と自覚的ストレスとの関連

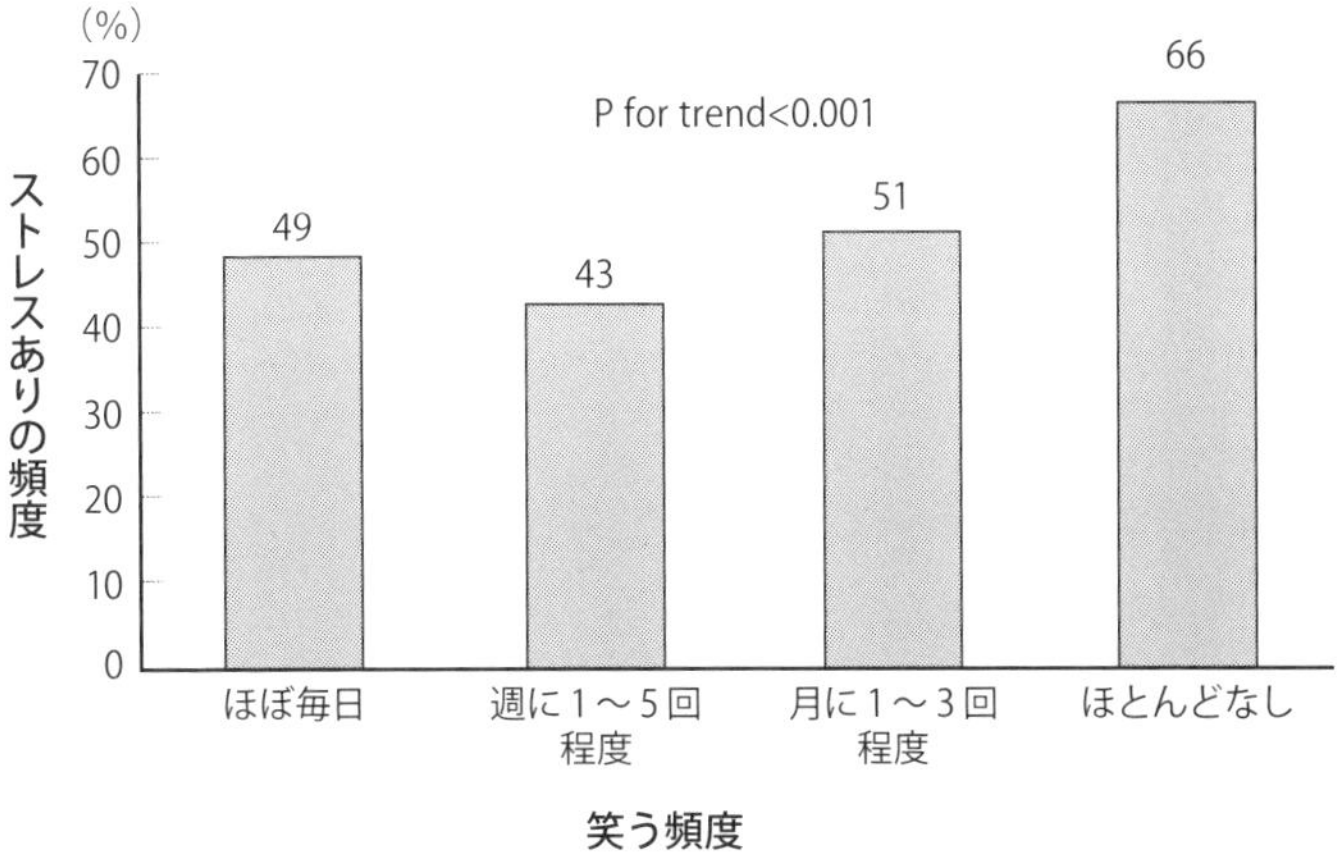

もっているという結果になりました（図16）。女性でも同様になり、**笑う頻度が多い人ほどうつ症状は少ない**傾向が見られました。

これらのことから、**笑いの頻度と自覚的なストレス、そしてうつ症状には強い負の関係がある**といえます。

図15：笑いの頻度と怒りを内にためる程度との関連（男性）

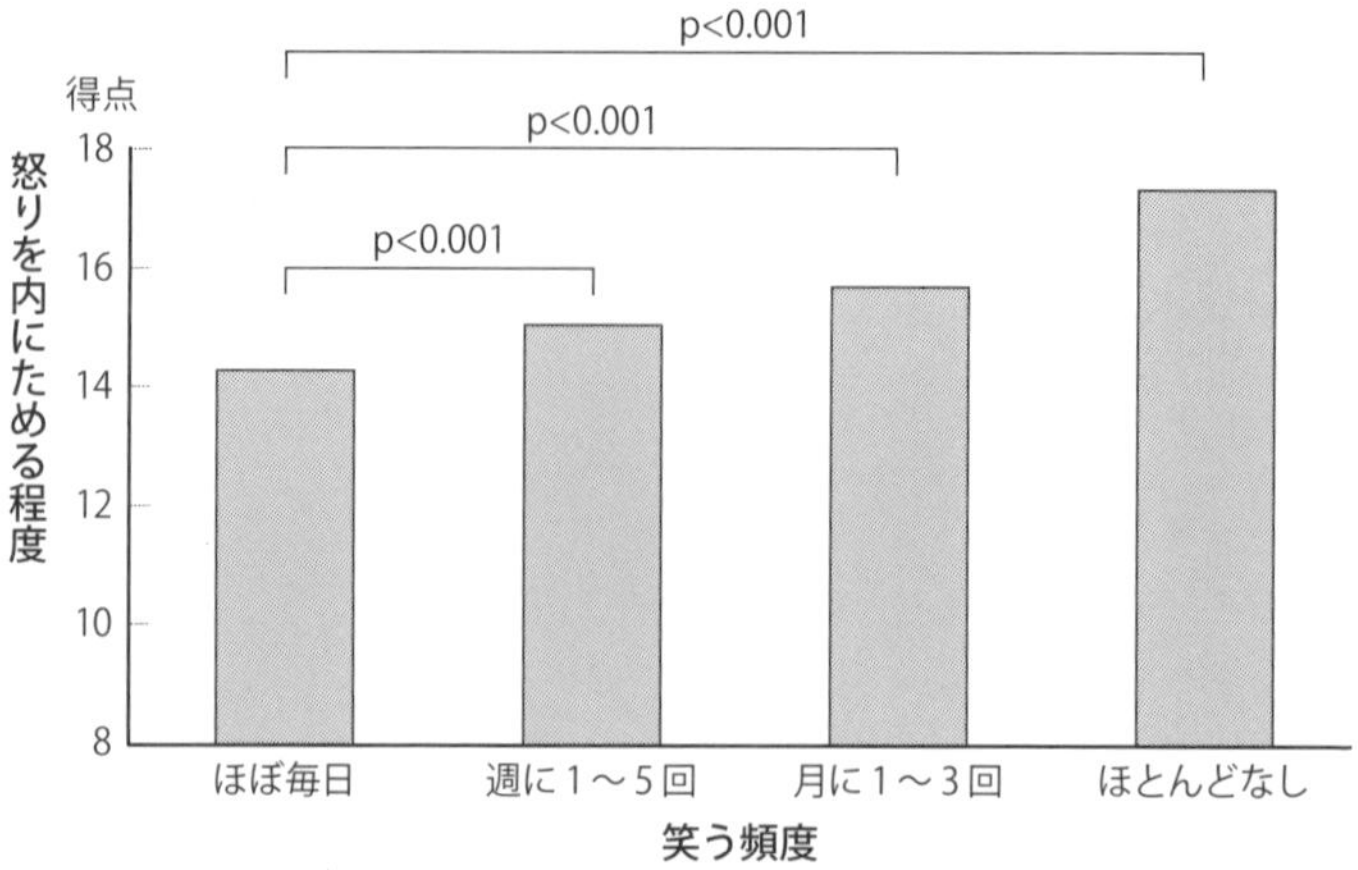

図16：笑いの頻度とうつの程度（SDS*の得点）との関連（男性）

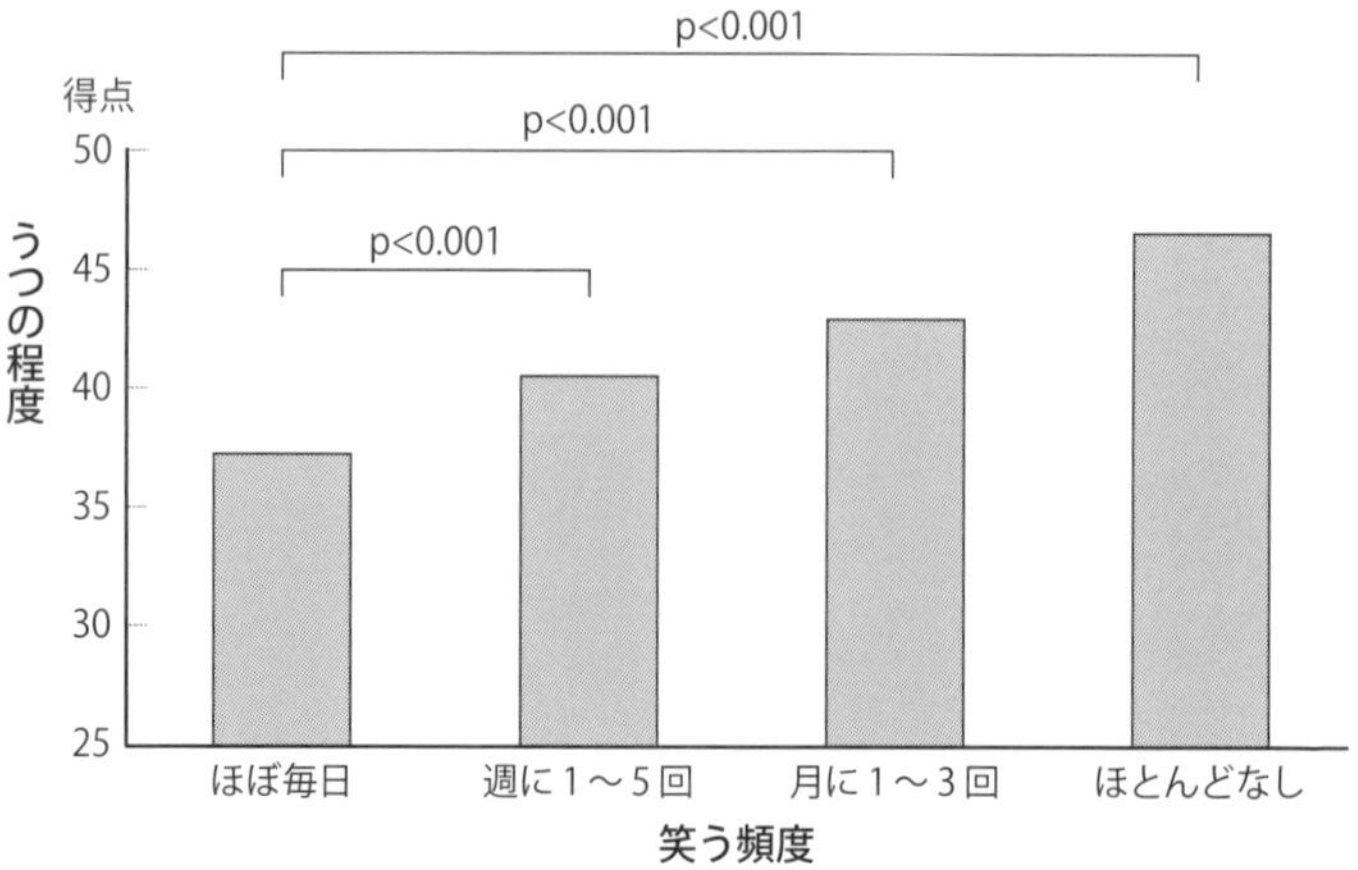

＊ Zung の自己評価式抑うつ尺度

笑いの４大効果すべてがストレス対策になる！

２００２年から大阪府立健康科学センター（現・大阪健康安全基盤研究所）において「健康落語道場」を定期的に開催し、落語を聞く前と聞いたあとでの唾液中のストレスホルモンの変化を調べました。

調査の対象は健康落語道場の参加者のべ４１７人。落語を鑑賞する前と鑑賞後に、ストレスを感じると脳からの刺激を受けて分泌されるホルモン、「コルチゾール」と「クロモグラニンＡ」の唾液中の値を測定しました。

その結果、コルチゾールは半数以上の人が、クロモグラニンＡは4分の3近くの人で減少しており、**落語を鑑賞した多くの人のストレスがやわらいでいる**という結果が出ました。この結果から、「ストレス解消効果」が確かであることがわかります。

さらにコルチゾールの値は男性よりも女性、またふだんからよく落語を聞いている人や、声を出してよく笑っている人のほうが大きく低下していました。

これを「快の感情を重ねることでストレスを乗り切る」というユニークな表現で発信

しているのが、東京家政大学の大西淳之《おおにしじゅんじ》教授です。大西先生らによるラット実験によると、「くすぐり」で人間の笑い声にあたる鳴き声を継続的に出させたラットと、そうでないラットでは、恐怖心ですくむ回数が明らかに違ったのだそうです。

恐怖心を感じにくいのは、もちろんくすぐられたほうのラットです。大西先生はこの結果から、**人間も継続的に笑ったほうが、恐怖の記憶がやわらぎストレス反応が緩和される**という結論を導き出しました。

さらに、ストレス解消法としては運動や友人とのおしゃべり、周囲への相談、睡眠、心と体のリラックスなどが有効とされます。「笑い」は有酸素運動ですし、リラックス効果もあります。またソーシャルサポート効果によって人としゃべったり、周囲に相談したりしやすくなります。つまり、ストレス解消効果という直接的な効果以外にも、ストレスに対して、「笑い」のもつ力は大きいと考えられます。

ストレスというのは、なくそうと思うほど、そしてストレスのことを考えるほど悪化します。そうであれば**「ストレスはあるものだ」と割り切り、いかにその悪影響を受けないようにするかを考えたほうがいい**のです。そのとき「笑い」は、きっと役に立つと思います。

具体的にどんなふうにストレスに対処するのがいいのか、あるいはよくないのか、いくつか具体的に見てみましょう。

免疫力はストレスでダウン！　気にしすぎないことが大事！

２０２０年初頭からの新型コロナウイルスの感染拡大は、世界中に大混乱を巻き起こしました。とくにまだウイルスの性質がわからなかったはじめの頃は、ウイルスの脅威がどれくらいのものかもわからず、どんな対策をしたらよいかもわからず、多くの方が不安な気持ちを抱えたと思います。

新型コロナウイルスだけでなく、手洗いなどの感染症対策をしっかりと行うことは、とても大切なことです。しかしその威力や対策がわかりはじめたいま、基礎疾患がある方や高齢者は別として、「感染したらどうしよう」「ここにも菌がいるのではないか」などと過度にナーバスになるのはあまりおすすめできません。

なぜならば、心配や恐怖といったネガティブな感情がストレスを生み、免疫力が低下し、かえって感染リスクを高めてしまうことがあるからです。

「あんなに一生懸命に感染対策をしていたのに、陽性反応が出てしまった」「誰よりも除菌をしていたあの人が発症するなんて」。コロナ禍において、このような言葉を耳にしたことはありませんか。

ウイルスというのはどこに潜んでいるかわかりません。つまり完全に防御することは不可能で、どんなに気をつけても感染する可能性はあります。そのような状況で、過剰に不安に駆られて感染対策に躍起になると、逆に免疫力が低下してウイルスに感染・発症……なんてことがあるのです。

ですから、**細かいことを気にするよりも自らの免疫力を上げることを考えるほうが賢明**でしょう。これは新型コロナウイルスだけではなく、ふつうの風邪やインフルエンザなど、あらゆることにいえます。

また仮に感染しても、「どうして私が?」「何がいけなかったんだろう」などと深追いをしないことです。そういったこともストレスとなり、回復を遅らせることにもなりかねません。**原因を突きつめるのではなく、まずは事実を受け止めて、「いまからどうしたらよいか」ということに目を向けてください。**

ストレスは免疫機能を低下させる大きな要因になります。たとえば結婚生活が破綻すると、免疫機能が落ちて病気になりやすいことがわかっていますし、家族の一員であるペットを失ったときもストレスでうつになったり、免疫機能の低下が見られることがあります。「なんでこんなときに……」と思うかもしれませんが、**心身が疲弊しているからこそ免疫機能が落ちて風邪などにかかりやすくなる**のです。

ストレスと免疫機能の関係を調べたこんなデータがあります。聖マリアンナ医科大学の星恵子《ほしけいこ》先生は、10人の医学部学生について、卒業試験の前後と試験中に免疫機能の変化を調べました。その結果、試験中はウイルスやがん細胞を攻撃するＮＫ細胞の活性が全員低下しており、試験が終わると10人中８人は上昇しました。では残りの２人はどうなったのでしょう。なんと試験が終わってからさらに、ＮＫ細胞の活性が低下していたのです。調べてみると、２人とも試験の出来が悪くて試験後も落ちこんでいたことがわかりました。精神的なストレスが、いかに免疫機能にダイレクトに働くかということが示された好例だと思います。

ストレスは自律神経のバランスを乱して交感神経を優位にさせます。そして交感神経の高ぶりによって心身が緊張した状態が続くと、免疫システムが正しく機能しなくなります。それを改善させるためには副交感神経を高めていく、すなわち心身をリラックスモードに導くことが大切です。

副交感神経を優位にさせるために有効なのは、バランスのとれた食事や適度な運動、睡眠による休養などですが、手軽に行えるものとして「深呼吸」や「笑い」が挙げられます。笑いのもつ「ストレス解消効果」に加え、「リラックス効果」が大いに役立つでしょう。ネガティブな感情が免疫力を低下させることを考えれば、ポジティブな要素をもつ「笑い」が免疫力の向上をサポートするというのは、じつに理にかなっているといえるのではないでしょうか。

うつの予防・改善に「笑い」、笑えなければ「ウソ笑い」

「コロナうつ」という言葉が生まれるなど、新型コロナウイルス感染症の拡大は人の心にも大きな影響を与えました。

経済協力開発機構（ＯＥＣＤ）のメンタルヘルスに関する国際調査によると、わが国におけるうつやうつ状態の人の割合は、２０２０年には17・３％にのぼっています。その値は新型コロナウイルス感染症が流行する前、２０１３年の７・９％の2倍以上です。日本に限らず諸外国でも、コロナの影響によるうつ病の患者は増加しています。

うつとは精神的・身体的ストレスなどを背景に、脳がうまく働かなくなっている状態を指します。ストレスが大きくなると脳のエネルギーが大量に消費され、パソコンのフリーズのような状態に陥りやすくなります。その結果、気分が落ちこんだり、何をしても楽しめないといった精神症状とともに、食欲がない、眠れない、疲れやすいといった身体症状が現れやすくなる。これらが進行して日常生活に支障をきたすようになると、うつの可能性が出てきます。

東日本大震災では高齢者のうつが増えました。とくに自宅の流出などによって仮設住宅へ移ることになったお年寄りは、長年暮らした家を失ったことや、慣れ親しんだ土地を離れて知らない環境で暮らすことがメンタルにこたえました。また、東日本大震災は岩手県、宮城県、福島県にとくに大きな被害をもたらしましたが、放射線の影響で外出制限措置が取られた福島県は、精神的なストレスや生活の変化によって持病が悪化して亡くなる、いわゆる災害関連死が他県に比べて圧倒的に多かったのです。

一方、コロナ禍において、世界的にもっともうつが多くなっていたのは、20代前半の結婚をしていないひとり暮らしの若者です。学校にもアルバイトにも行けず、外食は制限され、友人や家族と話す機会が激減。ひとりで部屋にこもる生活が長く続くうちにストレスが極限に達し、うつを発症してしまうというわけです。この現象はロックダウン（都市封鎖）など規制を強化した国ほど顕著であったといいます。

かつて、うつの患者さんには「何もしないで、ひたすら休んでください」という医療指導が行われていました。うつは脳のエネルギーが減っている状態です。テレビを見るだけでも脳はエネルギーを使いますから、食事と排泄以外は何もせずに脳をしっかり休ませる。そのうえで脳のエネルギーを高めていくというのが一般的なプロセスだったのです。

しかし最近は、軽症・中等症のうつであれば、軽い運動が症状を軽減させることが知られています。その意味でも有酸素運動である「笑い」は有効でしょう。「リラックス効果」「ストレス解消効果」もありますから、トリプルでよいはずです。「笑い」の研究においても、笑いがうつ状態を改善するというのはデータ分析で報告されています（↓80ページ）。

ただ、大きなストレスは、日常生活において「笑い」を減らすことがわかっています。そして、うつの人は基本的に笑えません。何をしてもおもしろくない。おもしろいと思わないからうつなのです。以前は楽しんで続けていた趣味もまったくおもしろくなくなってしまうわけですから。どこかで笑いたいと思っている。でも、どうしたらいいかわからない。

そんな方に私がおすすめしているのが、おもしろくなくても笑う**「笑いヨガ」**です。これは「笑い」の動作と「ヨガ」をあわせたエクササイズで、**たとえ気分が乗らなくても、「笑う」という動作だけなら誰でもできる、というところがポイント。**そして笑う動作をしているうちに、本当におかしくなってくるところが笑いヨガの醍醐味です。第４章で紹介しますので、うつの予防・改善に、ぜひやってみていただきたいと思います。

感情はためこまずに吐き出す

うつはまじめで繊細な人がかかりやすいと思われがちですが、実際はそうではありません。典型的なのは社交的で責任感が強く、面倒見のよいタイプ。職場の飲み会で盛りあげ役を買って出るような人が案外うつになりやすいのです。

こういった、いわゆる「いい人」は自分の感情を押し殺していることが多く、「私さえ我慢すれば」という自己犠牲の思考パターンに陥りやすい。職場で頼まれた仕事を断り切れずに家にまで持ち帰り、やがて心が病んで会社に来られなくなってしまう。いわゆる

「自責」のうつです。

ところが最近は「他責」のうつが増えています。

「私は悪くない」「まわりが私の資質を生かしてくれない」「やりたくない仕事ばかりがまわってくる」といった、他人に対する不満がストレスとなってうつに陥るというパターン。これが若者を中心に広がっている「新型うつ」と呼ばれるものです。ただこれはマスコミが使っている言葉であって医学用語ではなく、意味としては「現代風の気分障害」というべきものです。

一方、うつになりにくいのはどのようなタイプでしょう。

ひとつのケースとしては、日常的にある程度の負荷がかかる運動をしている人。単純なようですが、体が強ければメンタルもそれなりの強度をもっている可能性があります。なぜならば心は体の一部であり、これらは互いに作用しあっているからです。

たとえば筋トレをするにしても、体に負荷をかけるということは、それに耐えられるよう気持ちも強くなければなりません。そしてトレーニングを継続することで、心にもストレス耐性がついてくるというわけです。また、人の顔色を気にせず、周囲の影響を過度に受けないマイペースな人もうつになりにくいと考えられます。

図17：怒りを内にためる程度と高血圧との関連

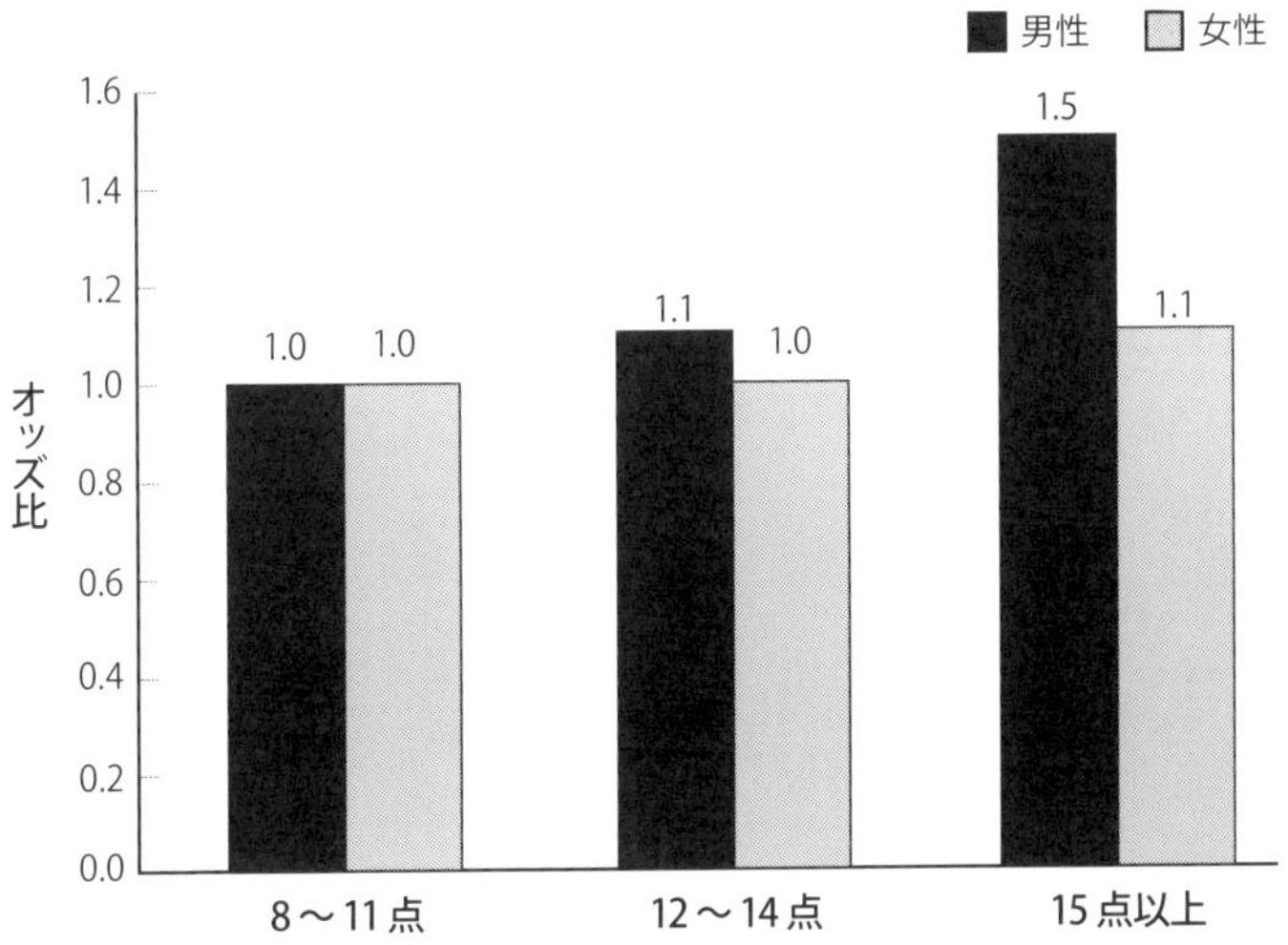

（出典：Ohira T. J Epidemiol. 20: 185-191, 2010）

では、このタイプはどうでしょう。職場に必ずひとりはいる、バリバリと仕事をこなす熱血漢タイプ。競争心があって敵意性も高く、怒りや悔しさといった感情すらバネにして営業成績をどんどん伸ばしていきます。ワーカホリックと呼ばれる、いわゆる仕事中毒の人ですね。こういうタイプは多少のストレスには目もくれず、スイッチが入るとエネルギッシュにがんばれるのですが、同時に折れやすい側面がある。配置換えなどで目標を失ったときに、うつになることがあります。

また、敵意性が高かったり怒りを

ためこみやすい人は、循環器疾患にかかりやすいといわれています。私たちの研究では、怒りを内にためる男性は、そうでない男性よりも4年後に高血圧になる危険度が1・5倍高いことがわかりました（図17）。

そして笑わない人ほど、怒りを内にためているという研究データもあります（↓82ページ）。

笑いも怒りも、感情はすべて吐き出してしまったほうが体にはいいのです。泣いたっていい。そして、**吐き出したあとはスカッと忘れてしまうに限ります。**「あのとき、どうして怒ってしまったんだろう」などと後悔することもまたストレスになります。そういったことで悩まないためにも、怒りではなく「笑い」で感情を出していくのはおすすめです。

酒、タバコ、ヤケ食いによるストレス解消は危ない

旅行、ゴルフ、ダンス、料理、推し活……。ストレス解消の手段は人それぞれだと思いますが、健康面から見ておすすめできないのが、飲酒、喫煙、過食によるストレス解消で

図18：男性におけるストレス解消法の頻度

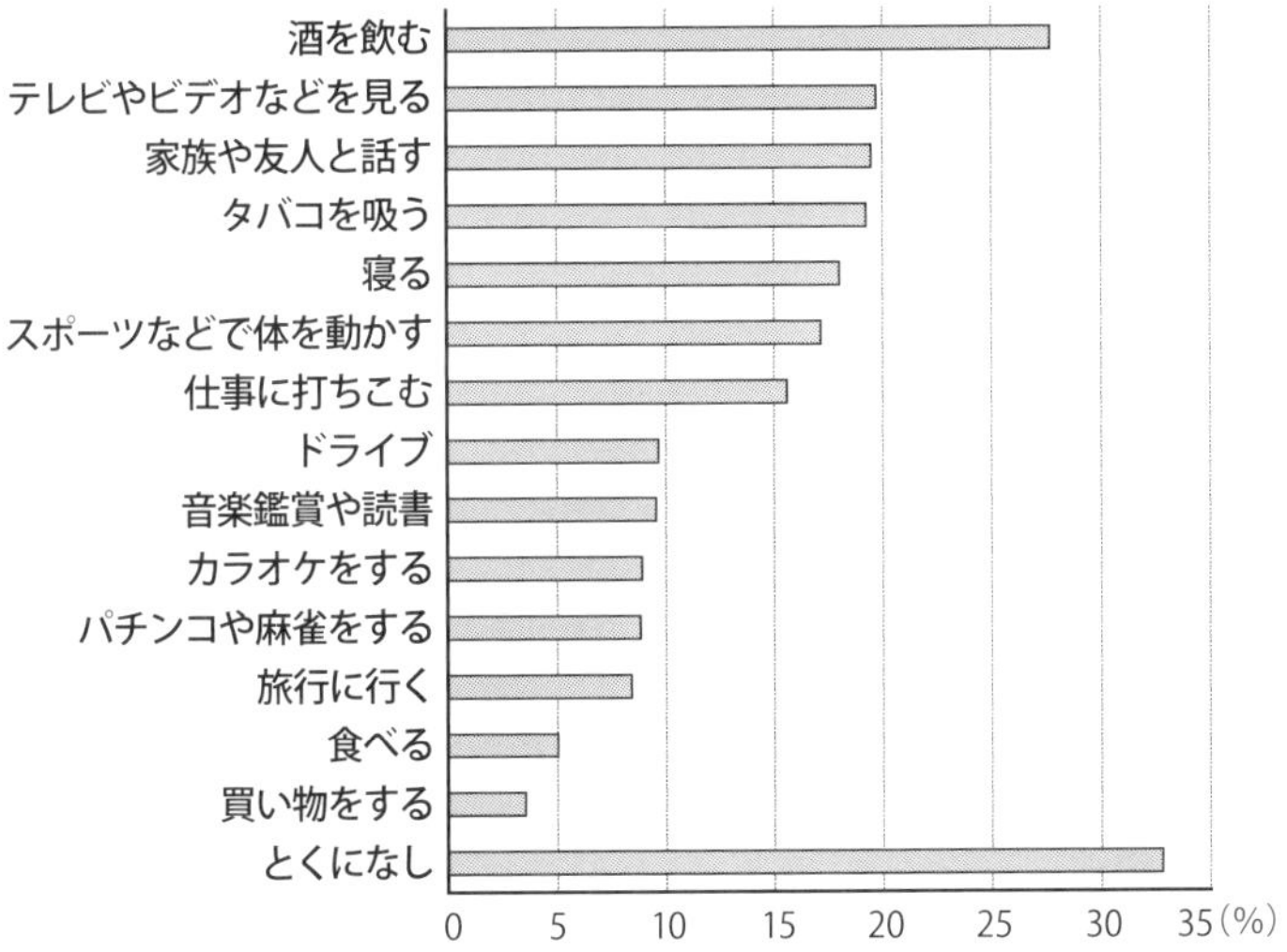

す。

秋田、茨城、大阪、高知の地域住民６４５５人を対象に、日常生活におけるストレス解消法を調べたところ、男性のストレス解消法でもっとも多かったのが、「酒を飲む」でした（図18）。

また、ストレス解消の手段と、将来病気になる確率の関係を調べた研究によると、おもなストレス解消法として「酒を飲む」「タバコを吸う」「食べる」を選んだ人は、将来的に病気になりやすくなるという結果が出ています。

お酒に関しては、少量であれば心

身をリラックスさせる効果がありますが、飲酒量が増えてくるにつれて体へ悪い影響が出るようになり、肝臓病、高血圧、脳卒中、がんなどの危険度が高まります。

さらに人を交えず単独でお酒を飲むと、飲酒の悪い影響が強くなることが報告されています。飲酒をする場合は適度な量（日本酒換算で一日一合程度）を、つまみをいっしょにとり、人と楽しく会話をしながら楽しむとよいでしょう。

タバコはがんや心臓病の原因になるだけでなく、心の病気にも関係してきます。また、近年は喫煙が最大の原因となる炎症性の肺疾患、「ＣＯＰＤ（慢性閉塞性肺疾患）」が注目され、世界の死因の第３位（２０１９年）、日本人男性の死因の第９位（２０２１年）となっています。

仕事のあとの一服が至福のひとときだという人もいるかもしれませんが、残念ながら喫煙によるストレス解消は、医師の立場からはおすすめできません。

一方、女性に多く見られるのが、食べてストレスを解消させる行為です（図19）。**ストレス解消の手段として「食べる」を選んだ女性は、選んでいない女性に比べて4年後の体重が増えており、高血圧になる危険度が1・47倍になっていた**というデータもあります。

嫌なことがあった日に好きなものをたくさん食べることは、一時的には幸せな気分になれ

図19：女性におけるストレス解消法の頻度

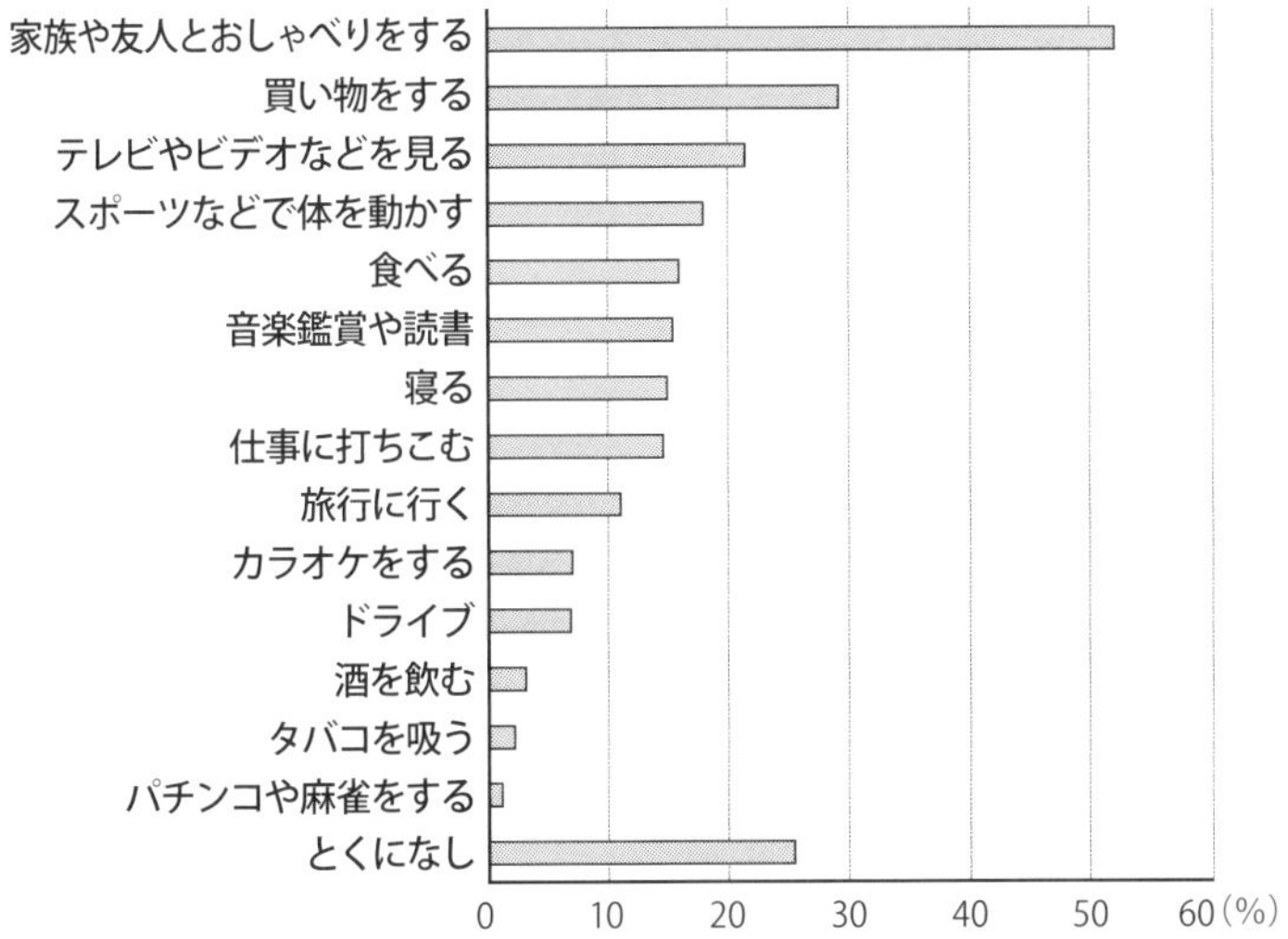

るかもしれませんが、そのツケは大きいのです。

ストレスがたまると、つい甘いものや脂っぽいものを食べたくなると先にお伝えしましたが、それが「肥満」を招きやすくします。そして肥満は高血圧や糖尿病、脂質異常症、うつといった病気のリスクを高めますので、やはり過食は健康を害することにつながります。

ただ飲酒と同様に、**ひとりではなく複数で行うことで体に対する負の影響は弱まります。**友人や知人と食事をすることで会話が生まれやすくなり、しゃべることによって、ある程度イライラや不安の解消ができます。すると、量を食べることでストレスを解消、にはならなくて済むのです。

もっとも、話を聞く側は多少の忍耐力が必要ですが、そこで多くの言葉を発する必要はありません。ただ黙って話に耳を傾けるだけで、相手はラクになれます。

ストレスがたまったら人に話を聞いてもらい、逆に相手が悩んでいたら喫茶店にでも誘って話を聞いてあげる。こういった人間関係が築ければ日常のストレス度はぐっと低下し、それに伴って心と体の健康も維持しやすくなります。「笑い」の「ソーシャルサポート効果」で、ぜひ人とのつながりをつくっていってください。

ソーシャルサポートの絶大なストレス緩衝力

①環境を変える。
②自分が変わる。
③周囲のサポートを受ける。

職場でのストレスのおもな対処法はこの３つです。①と②はかんたんなようで、なかなか難しいことです。それに対して③は比較的取り入れやすく、ストレスを緩衝させる効果も高いといえます。

たとえば仕事で大きなミスをして、クライアントを怒らせてしまったとします。「このままでは契約が打ち切られるかもしれない」。これは大きなストレスです。血の気が引いて気が遠くなるのを感じたそのとき、上司が肩に手を置いてこう言ってくれたらどうでしょう。

「この件は大丈夫。全部俺に任せろ」「お前は何も心配するな」

それだけでストレスはぐっと緩衝されて、病気にならなくてすみます。

一方、上司が目の前に立ちはだかって、こんな言葉を放ったとします。

「お前、何をやってるんだ。契約を破棄されたら誰が責任を取るんだよ」

そうするとストレスは激増し、心身が過度に緊張して病気を招いてしまいます。

ストレスひとつにしても、それをひとりで抱えこむのと周囲のサポートが受けられるのとでは、心身への負担がまったく違ってきます。**ソーシャルサポートがストレスを緩衝させる力は、みなさんが想像する以上に大きい**のです（図20）。

図20：ストレスとソーシャルサポート

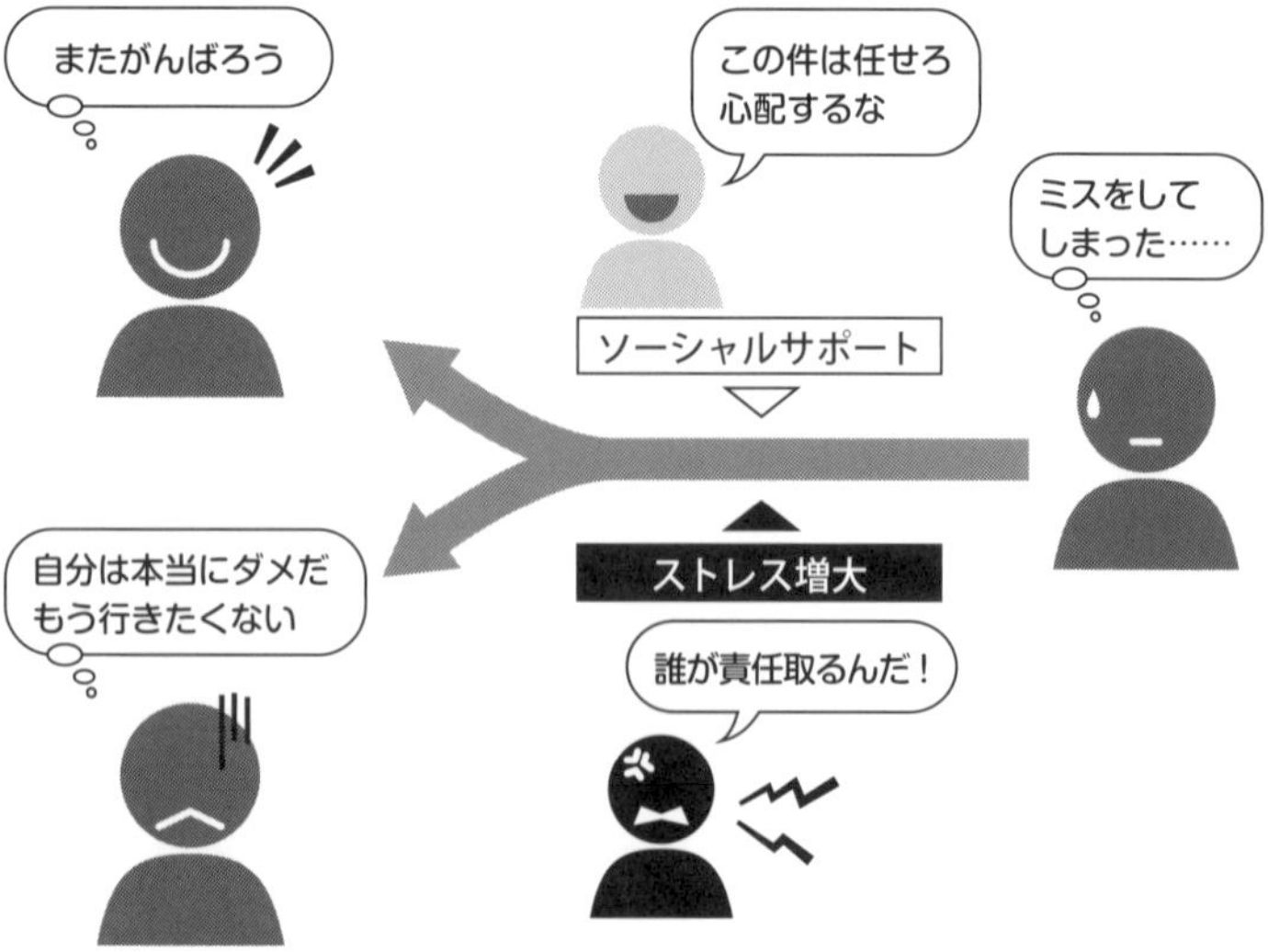

ちなみに従業員50名以上の事業所では、年に1度のストレスチェックテストのほか、産業医の選任が義務づけられています。メンタルに不調を抱えた従業員と面談を行うことも産業医の大事な職務。ソーシャルサポートを受けるためのひとつの手段として、職場での悩みを専門家に相談してみるのもよいでしょう。

心の内を人に話すことによる大きなメリットは、自分を客観視できることです。

「あっ、もしかしたら私の思いこみだったのかもしれない」「別の言い方をすればよかったのかな」など、人に話すことではじめて気づくことは多いものです。

そして会話を続けるうちに頭の中で事実が整理され、聞いている相手が「大変だったね」などと共感をしてくれることで、気持ちも少しずつ落ちついてきます。

これと同様の効果が期待できるのが、**日記をつけること**です。具体的には、今日あったネガティブな出来事をその日のうちに書き出します。そのうえで、自分を客観的にとらえて、ほかの考え方ができないか探ってみます。

たとえば、「○○さんの言葉に傷ついた」と日記に書いたとします。それを見て「たしかに言葉はきつかったけど、あなたのことを思っているからこそ忠告してくれたんじゃない？」という具合に第三者の立場で語りかけます。そして、その日にあったよい出来事を3つ書いてみる。これを続けることで、世の中にはいろいろな考え方があるんだということに気づくことができます。日記の中にはポジティブワードが増えていくのでプラス思考になり、ストレスは減っていきます。

悩みを人に打ち明けることに抵抗がある人は、まずは日記をつけてみてはいかがでしょうか。一見地味ですが、**いまの心情を日記に綴る行動は「認知行動療法」としても確立されており、書くことによって人に話すのと同じように頭の中が整っていきます。**笑いと同様に手軽で続けやすい、非常に有効なストレスマネジメントの手段だといえるでしょう。

コラム 卒業アルバムが語る！　笑いと所得の関係

お金持ちほどよく笑う。

一流の人はみんな明るい。


よくいわれる言葉ですが、これらははたして本当なのでしょうか。

私たちは、それまで誰も着手しなかった「所得と笑いの関係」について研究を行い、2018年に発表しました。

これは65歳以上の高齢者約2万人を対象に、世帯内収入の指標である「等価所得」と「笑いの頻度」を調べるというものです。その結果、世帯における等価収入が高いほど、「ほぼ毎日声を出して笑う」と回答した人、つまり笑う頻度が高い人が多かったのです。

この傾向は男女ともに見られ、とくに男性において顕著でした（図21）。

では、所得が多いからよく笑うのか。それとも、よく笑うから所得が多くなるのか。

その因果関係は本研究では明らかになっていませんが、海の向こうではこんな興味深い

図21：等価所得と笑いの頻度

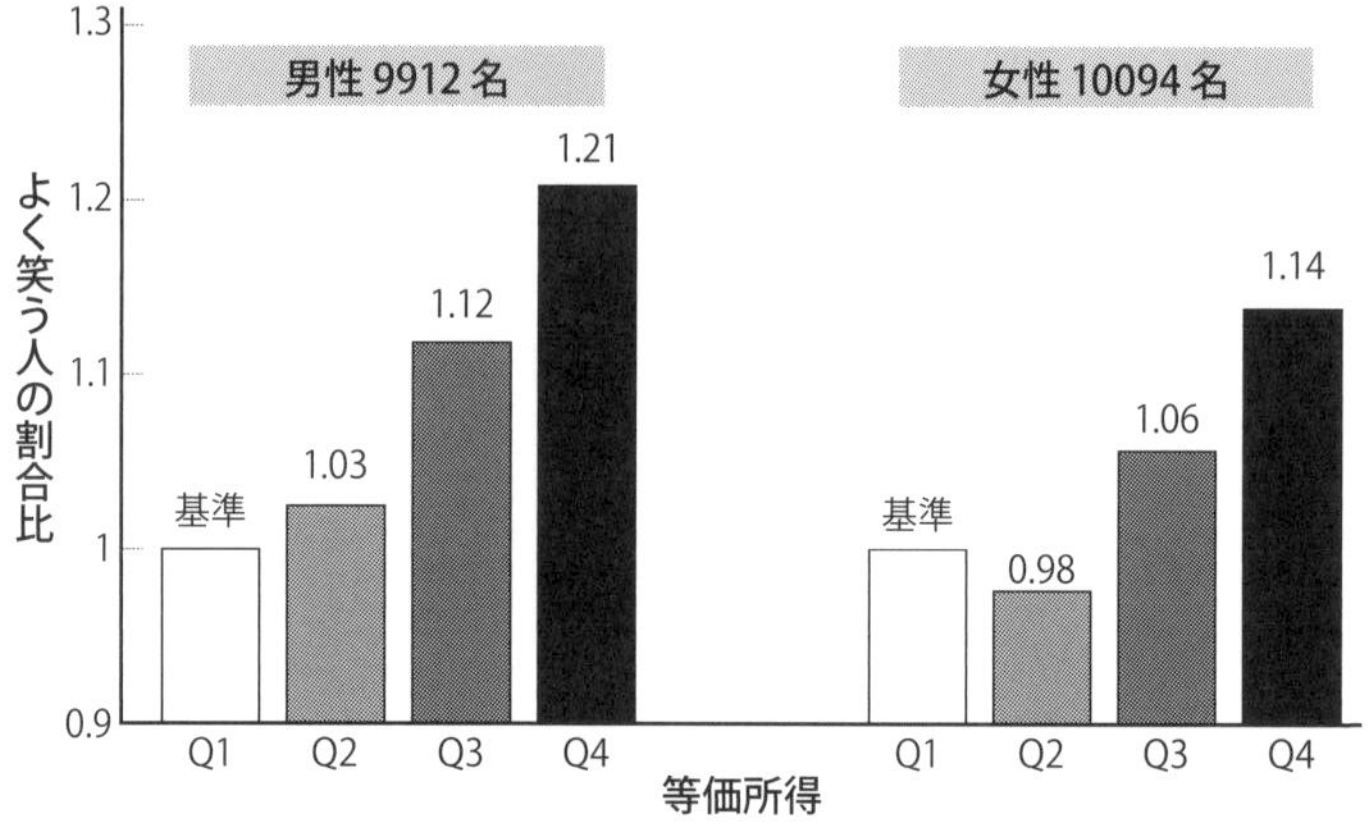

Q1（男＜157 万円；女＜124 万円）、Q2（男 157 万円 -202 万円；女 124 万円 -194 万円）
Q3（男 202 万円 -318 万円；女 194 万円 -275 万円）、Q4（男≥318 万円；女≥275 万円）

（出典：Imai Y, et al. BMJ Open. 8: e019104, 2018）

研究が行われています。

アメリカで、大学生に卒業アルバムを見せてもらい、アルバムの写真でニコニコと笑っている学生と、むすっとしている学生の30年後を比較しました。その結果、ニコニコと笑っている学生のほうが、30年後に社会的に成功している人が多いという調査データが導き出されたのです。

笑いが先か、所得が先か。どうやらよく笑うことによって、将来的に所得が多くなる可能性があるということがいえそうです。

ふだんから笑っている人のそばには自然に人が集まってきます。そして周囲とのコミュニケーションが活発になれば、いざというときのサポートを受けやすくなる。また本人は笑うことでストレスを発散させているので、病気のリスクも少ないと考えられます。つまり笑いによってポジティブの連鎖が起きているわけです。成功が訪れるのも自然な流れなのかもしれません。

「早起き」「よく歩く」「素直」「行動が速い」「失敗を恐れない」「お金よりも時間を大事にする」……。成功する人にはいくつかの共通点があるといわれますが、「よく笑う」ということも、成功するための大切な要素だといえそうです。

第3章

「笑い」を増やす5つの生活習慣

「笑い」が多い人の意外な共通点

ここまでお読みいただいたことで、「笑い」はさまざまな病気や不調を予防するだけでなく、ストレスマネジメントにも非常に有効であることがおわかりいただけたと思います。

しかし「笑い」のメリットがわかっていても、まったく笑わなければその恩恵を享受することはできません。「笑い」を健康増進やメンタルケアにつなげるためには、日常に笑いを増やす必要があります。ではいったい、人はどんなときに笑っているのでしょうか。

私たちは、大阪がん循環器予防センターと共同で、秋田、大阪の地域住民4780人を対象に、日常生活においてどのような場面でよく笑っているかを調査しました。

その結果、女性では「家族や友人と話をしているとき」を選んだ人が約82％ともっとも多く、「テレビやビデオを見ているとき」「子どもや孫と接しているとき」がそれに続く回答でした（図22）。

男性も同様に「家族や友人と話をしているとき」「テレビやビデオを見ているとき」「子どもや孫と接しているとき」の順で回答が多くみられましたが、女性と比べて笑いの頻度

図22：男女別に見た日常生活における笑いのもと（複数回答）

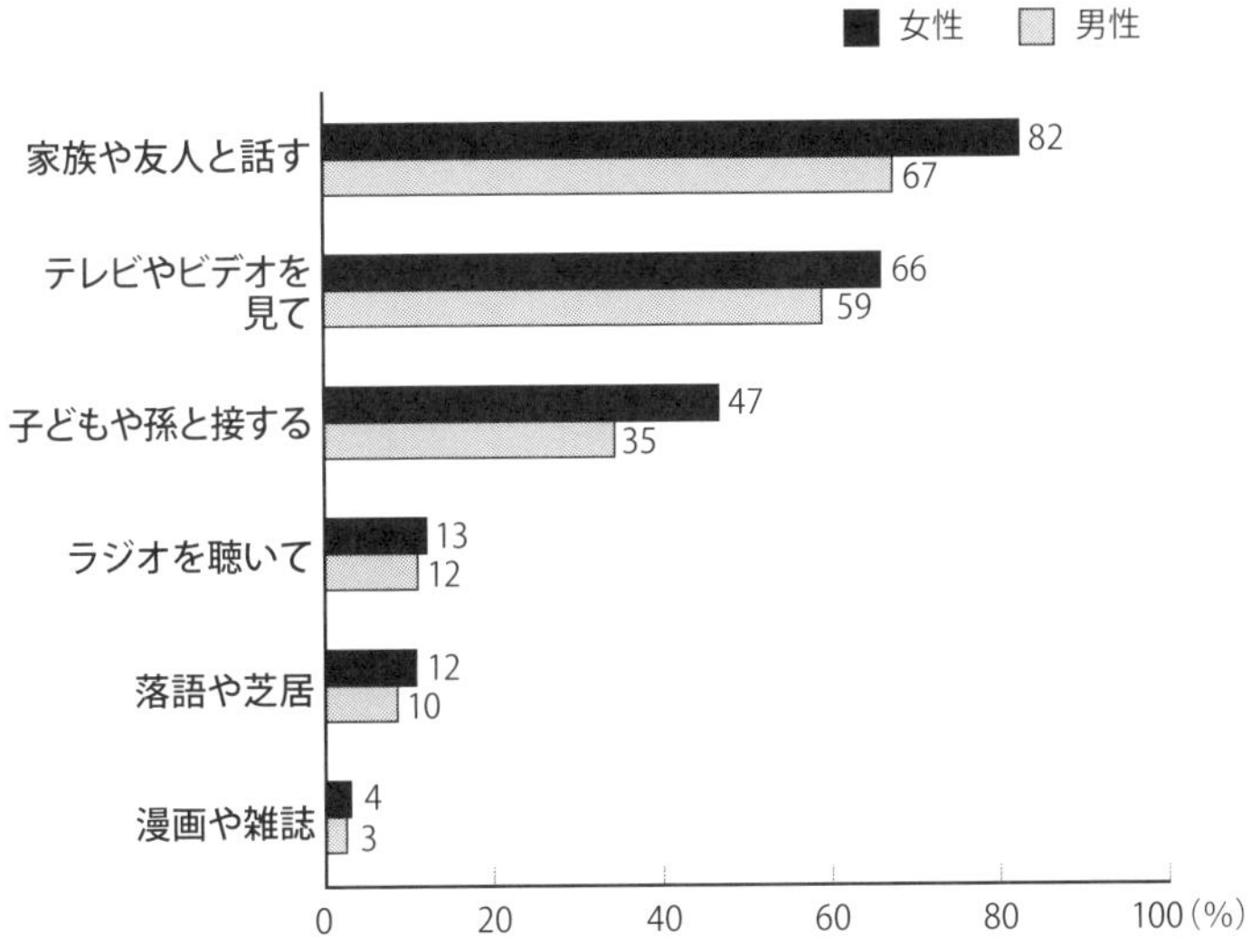

は少なめでした。女性は男性と比べて人と話をする機会が多いことが、日常生活における笑いの頻度の男女差を生んでいる可能性があります。

ちなみにテレビやビデオは、ひとりで見るよりも2人以上で見たときのほうが笑いが多くなることもわかっています。ともあれ、**私たちは誰かといっしょにいたり、誰かと会話をしているときに笑う機会が多くなる傾向にある**ということです。

さらに食事や運動といった生活習慣も、笑いの頻度に関係することがわかってきました。

愛媛県の30～79歳の地域住民約

2000人を対象として、「日常生活においてよく笑うこと」と関連する生活習慣を調べたところ、「大豆製品を食べる」「一日一時間以上の身体活動を実施している」「歩く速度がはやい」「睡眠で休養が取れている」といった習慣が挙がりました。また、男性では「野菜をよく食べる」「魚介類をよく食べる」ことも笑いを増やすことと関連していたのです。

これらの生活習慣は、いずれも体と心の健康維持によい習慣であることから、日常生活で笑いが増えることにつながっていると考えられます。

本章では、笑いを増やす5つの生活習慣と、それを実現させるためのコツをご紹介したいと思います。

食生活から「笑い」を増やす

笑いと食習慣の関連については、**ふだん声を出して笑う頻度が高い人ほど、「緑黄色野菜をよく食べる」「果物をよく食べる」「毎食たんぱく質食品をとる」「海藻類や小魚をよくとる」「乳製品をよくとる」と回答した割合が多かった**というデータがあります。ちなみに「野菜」「魚」「果物」は、うつ予防にも有効な食材であることが報告されています。ストレスをやわらげる栄養素として知られる、ビタミンCやビタミンEを多く含むのが、緑黄色野菜。野菜を多く食べる人は脳卒中や心臓病、ある種のがんにかかる確率が低いという結果も出ています。また、イワシ、サバ、アジといった青魚に多く含まれるEPA（エイコサペンタエン酸）は、体内の炎症を抑える「抗炎症作用」があります。そのため痛みやアレルギーといった、身体的ストレスを抑える効果が期待できます。

そして、「幸せホルモン」とも呼ばれる心の安定を保つ神経伝達物質、セロトニンの分泌を助ける「トリプトファン」を豊富に含んでいるのが、キウイ、バナナ、アボカドなどです。また、香りによる美容・健康効果が注目されている果物も少なくありません。オレンジやグレープフルーツに多く含まれる「リモネン」は、リラックスをもたらす香り成分としてアロマセラピーの世界でも高い人気を誇っています。

ただし、緑黄色野菜や果物を多く食べれば健康でよく笑えるようになるというわけではもちろんなく、食習慣においてはご飯・パンなどの「主食」、魚・大豆製品などを含む「主菜」、野菜・海藻といった「副菜」を食卓にそろえることを意識して、栄養バランスのとれた食事を心がけることが大切です。

ところで「本当に食習慣で行動やメンタルが変わるの？」と思われる方もいるかもしれません。肉食動物、草食動物に置き換えるとイメージしやすいと思いますが、日常的に何を食べるかというのは、行動やメンタルにも少なからず影響を与えます。

私たちの研究でいうと、肉を多く食べる人は敵意性が高く、怒りを外に出しやすい傾向にあります。「敵意性が高い人が肉を好んで食べる」のか、それとも「肉をよく食べるから敵意性が高くなる」のかということですが、どうも**肉を多く食べることによって、将来的に敵意性が高くなる**ということがわかってきました。また、敵意性が高い人は喫煙やお酒の量が多い傾向にあります。

うつの予防においては、どうしてもメンタルのケアに目が行きがちですが、私はうつの患者さんに対していつも「生活習慣が基本ですよ」という話をしています。食事・運動・睡眠の充実、そして喫煙をしないことなど、健康的な生活があってのメンタルなのです。

メンタルを変えることはやさしいことではありません。しかし食べるものを変えることなら今日からでもできます。ランチで唐揚げやハンバーグを選びがちな人は、週に2回は焼き魚定食にしたり、朝食に果物を1品加えてみるなど、食習慣を改善するだけでも笑いは増えてくるかもしれません。

日常的な運動で「笑い」を維持する

軽いジョギングをしたあと、体は疲れているのに何ともいえない爽快感に包まれたという経験はありませんか。運動は、栄養・休養と並ぶ健康のための３要素のひとつに数えられ、血行促進、心肺機能の向上、肥満の予防などさまざまな身体的メリットをもたらします。また、ストレス解消や気分転換、爽快感の向上など、精神面でも優れた効果が期待できます。

東日本大震災のあとは、福島県の避難区域の人々の笑いが半分ぐらいになりました。しかし、こうした大きなストレス状況下でも笑いの頻度を維持していた人がいます。それはどのような人かというと、「日常的に運動をしている人」でした。もう少し詳しくいうと、**ほぼ毎日運動をする人は、運動習慣がない人に比べて約3倍笑っている**という結果でした（図23）。

別の調査では、ふだん声を出してよく笑っている人ほど、「学生時代に運動関係のクラブ活動を行っていた」「仕事や家事で体をよく動かす」「歩くことが好き」などと回答した

図23：運動習慣と笑いの頻度

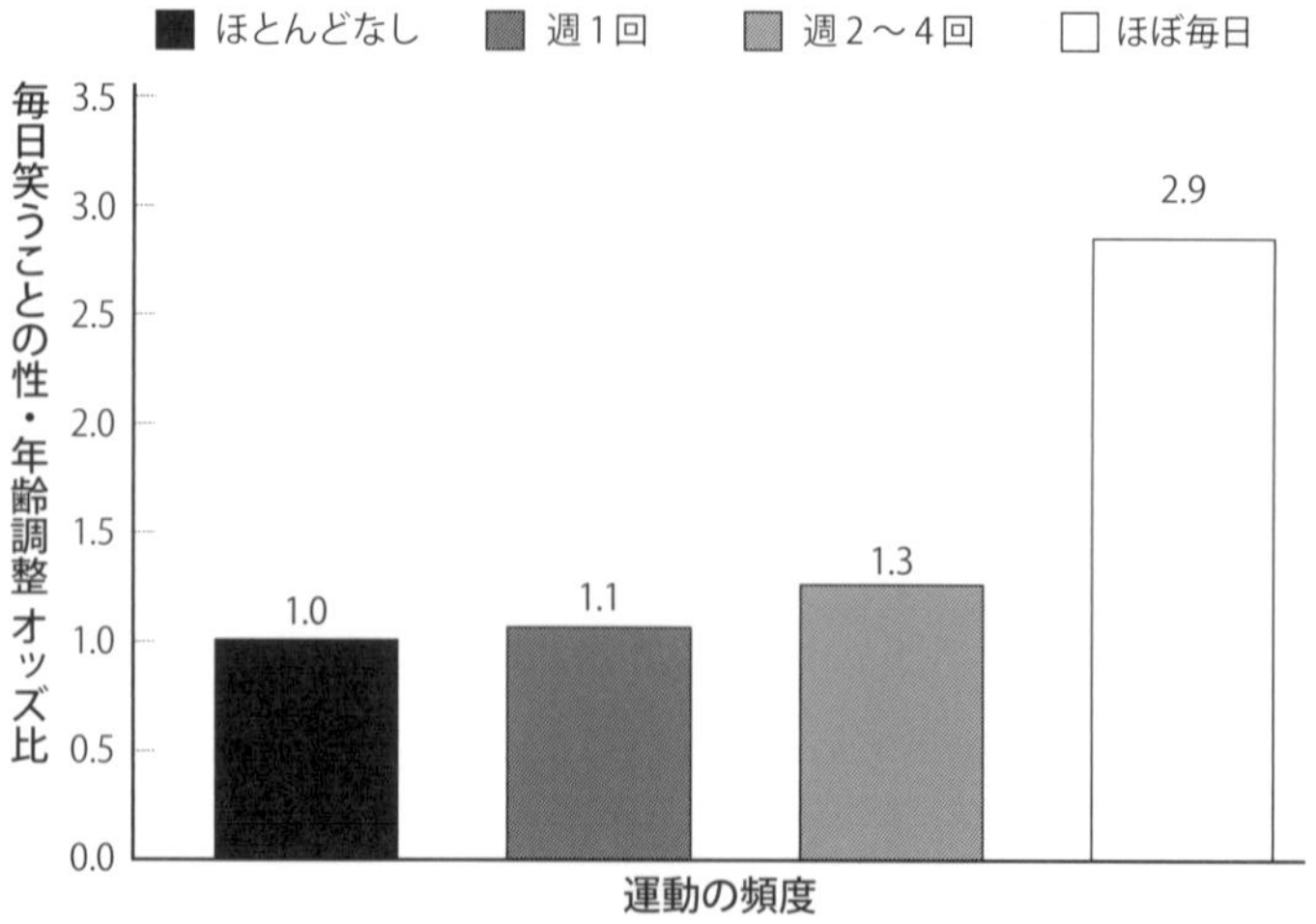

（出典：Hirosaki M, et al. Qual Life Res. 27: 639-650, 2018）

割合が多かったという結果が報告されています。

これらのことから、**運動は笑いの頻度に影響を与えている**と考えられます。

では、具体的にどのような運動が気持ちを上向きにさせ、笑いの頻度に貢献してくれるのでしょうか。

人との接点を増やすという意味では、テニスやバドミントン、卓球といった、いわゆる対戦型のスポーツがおすすめです。一方、マイペースで行いたいという場合は、ウォーキングや軽いジョギング、サイクリングといった「リズム運動」もよいでしょう。一定のリズムを刻むことで脳の働きが活性化され、幸福感をもたらす神経伝達物質「セロトニン」の分泌も活発になります。20分ほどのリズム運動で幸福感が12時間持続するともいわれます。

セロトニンは、私たちの気分を大きく左右します。セロトニンが低下すると不安や鬱屈《うっくつ》とした気持ちが強くなり、活性化すれば幸福感、爽快感が向上して物事に対して意欲的になるといわれます。太陽の光によってセロトニンは活性化されるので、運動は明るい時間帯に屋外で行うのがおすすめです。

なお、日中の規則的な運動は睡眠の質を向上させるといいますが、就寝前の過剰な運動は睡眠のリズムを狂わせてしまうことがあります。軽く汗をかく程度の運動を１日20～30分程度、習慣的に行うことで気持ちがポジティブになり、「笑い」が増える可能性が高いと考えられます。

しっかり睡眠をとって休養する

日本人は世界的に見て睡眠時間が短いだけでなく、５人に１人が不眠に悩んでいるといいます。とくに仕事でストレスを抱えたときなどに、真っ先に現れやすい変化は睡眠です。ストレスが生じると脳が興奮して寝つきが悪くなったり、夜中に何度も目が覚めてしまったり、朝起きても熟睡感が得られなくなるなど、いわゆる「不眠」の症状が現れやすくなります。この状態が続くと脳が疲れてうつ状態になって、会社に遅刻するようになるなど生活に支障が出てきます。当然、笑いの回数も大幅に減ってしまいます。

睡眠でしっかりと休養をとるためには、まず生活リズムを整えることが大切です。

私たちを自然な眠りへと誘うメラトニン（「睡眠ホルモン」とも呼ばれます）は、目覚めてから約14～16時間後に分泌されるといいます。たとえば朝7時に起床したら、夜の9～11時頃に睡眠ホルモンが出てくるというわけです。

このホルモンが体内時計に働きかけ、睡眠と覚醒の切り替えをしているので、休日を含めてできるだけ毎朝同じ時間に起きるようにしましょう。そうすることで自然な眠りにつきやすくなります。また、メラトニンの分泌はおもに光によって調節されるため、起床後、太陽の光をしっかり浴びることも大切です。体内時計がリセットされ、夜の寝つきがスムーズになります。

さて、笑いと睡眠の関係ですが、女性看護師299名を対象とした調査によると、**ふだ**

ん声を出して笑う頻度が高い人ほど睡眠時間が長く、睡眠の質も高い傾向にあったと報告されています。笑っているからよく眠れるのか、睡眠がよいから笑う回数が増えるのかわかりませんが、適切な量と質の睡眠がメンタルによい影響を与えている可能性は高いといえるでしょう。

私自身、睡眠をとても大切にしています。睡眠不足は翌日のパフォーマンスにも大きく影響を与えるからです。睡眠というのは単に体を休めているわけではありません。記憶の整理や定着、免疫力の強化など、さまざまな心身のメンテナンスが睡眠中に行われているのです。考えごとがまとまらないとき、思い切って寝てしまうと翌朝にポンとよいアイデアが浮かぶことがあります。これは眠っているあいだに頭の中が整理され、必要な情報が取り出された状態なのです。脳を健全に保つうえでも、睡眠は大切な役割を果たしています。

しゃべるほど笑う！　家族や友人とのおしゃべりこそ大事に

「笑いの頻度に地域差はありますか？」という質問をときどき受けます。

図24：男女別に見た声を出して笑う頻度

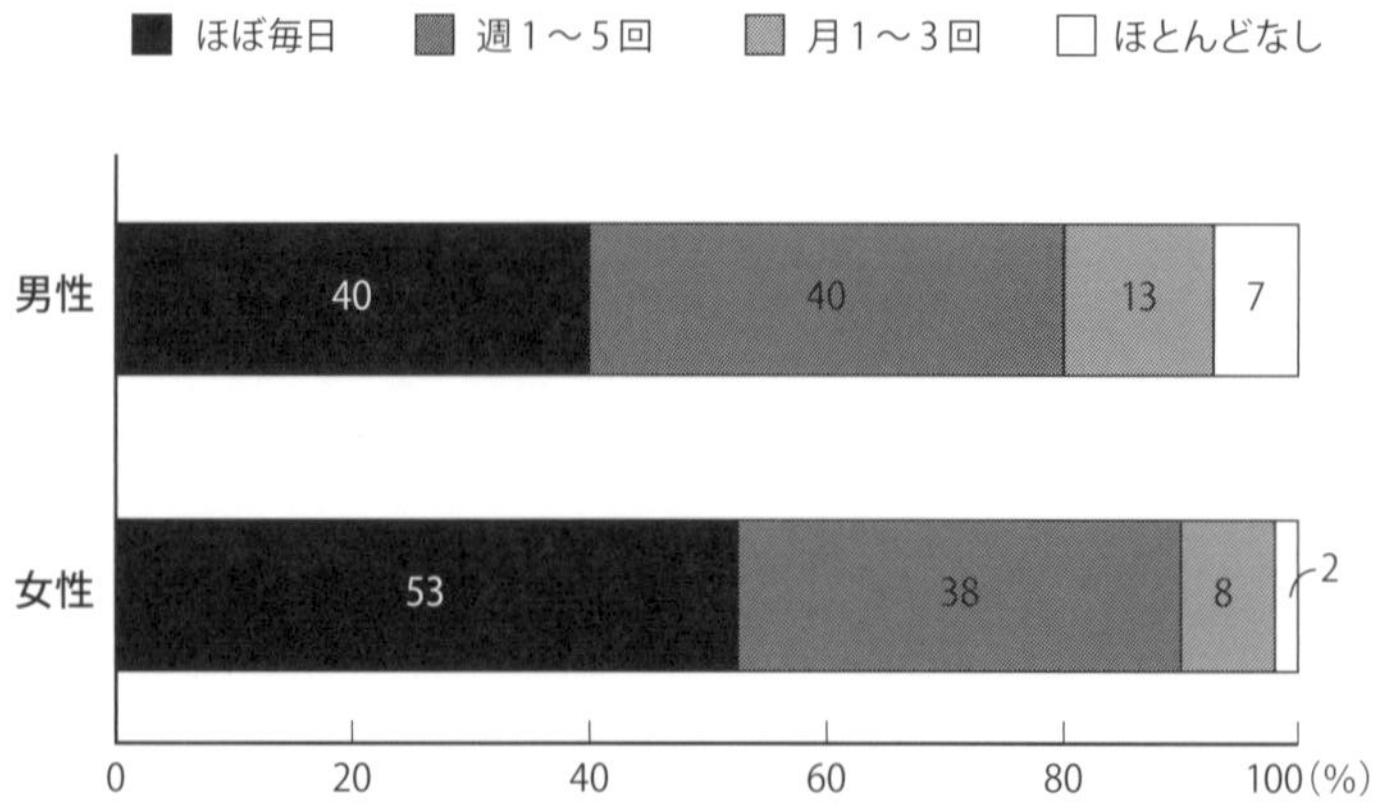

※40歳以上の秋田・大阪の住民を対象とした結果

全国各地で講演をするなかで私は人々の反応を見ますが、大阪は少し笑いが多いかなというぐらいで、どこの地域でもオバチャン（失礼！）はよく笑います。つまり日本において笑いの頻度に地域差はほとんどありません。しかし男女差は歴然としており、女性のほうが圧倒的によく笑います（図24）。

一方アメリカでは、男女ともによく笑っています。私たちは秋田、大阪の住民と、米国ミネソタ州の住民513人（白人およびヒスパニック系住民）とのあいだで笑いの頻度を比較しました。その結果、米国人で

図25：声を出して笑う頻度の日米比較（男性）

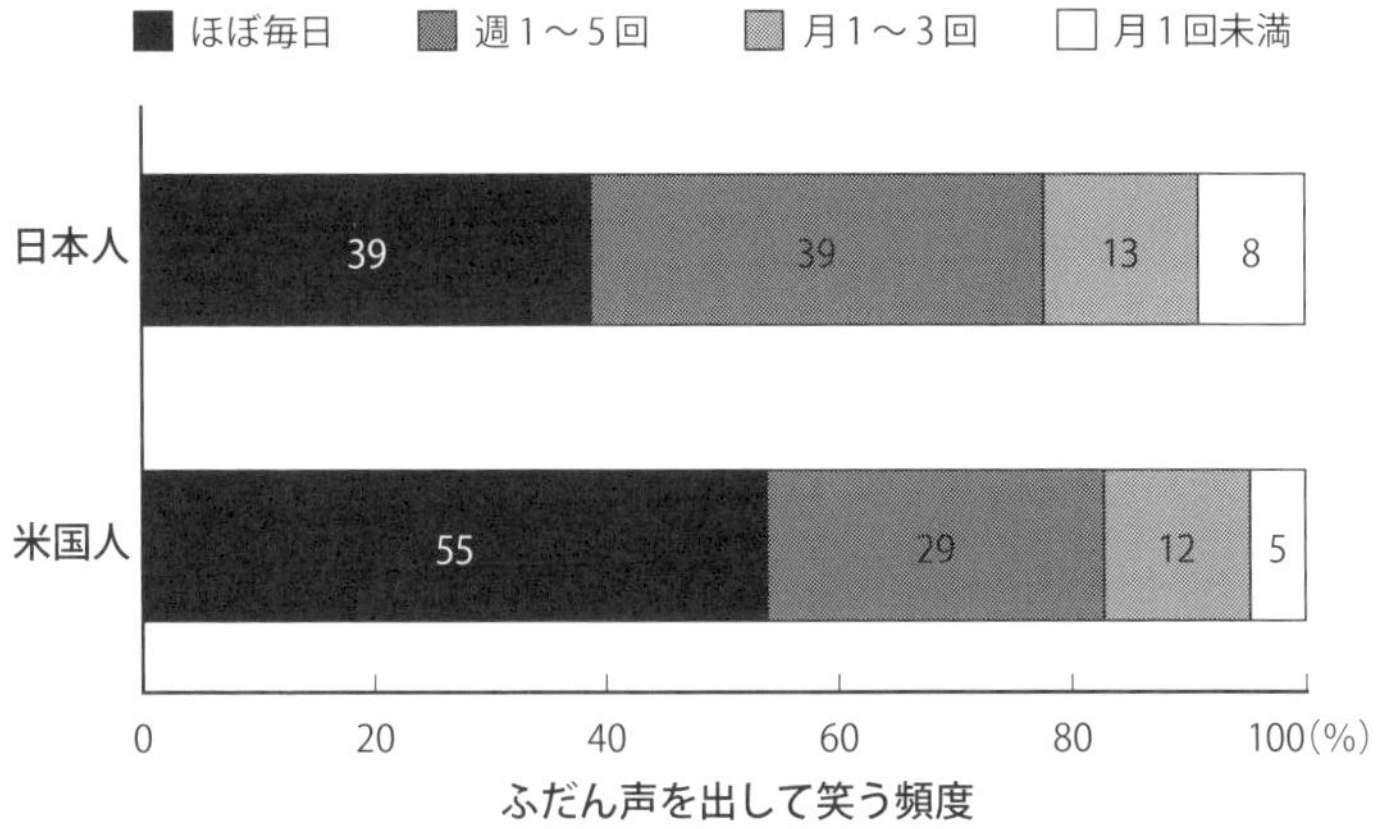

図26：声を出して笑う頻度の日米比較（女性）

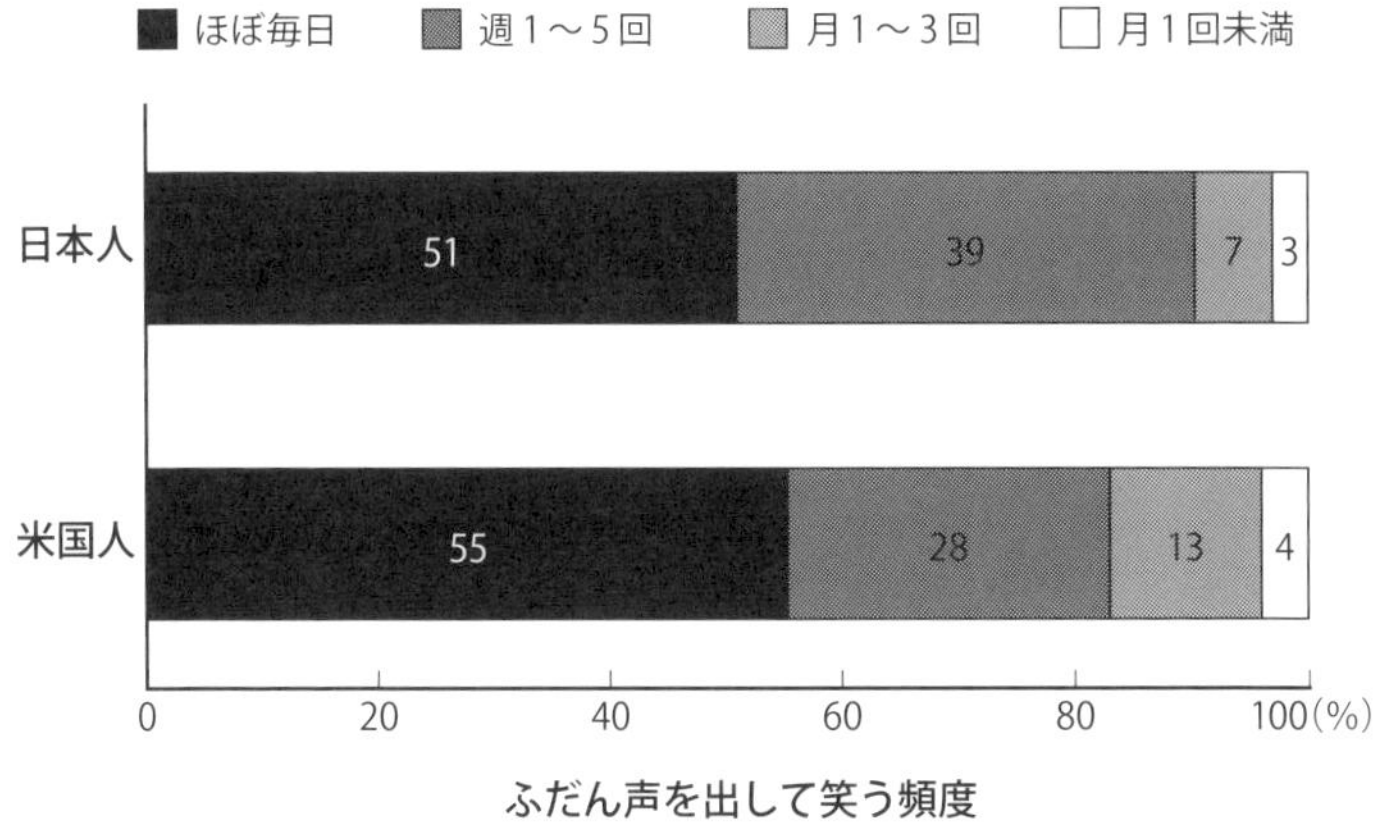

※図 25、26 は日米ともに 50 ～ 74 歳の男女を対象とした結果

は「毎日声を出して笑う人」が男女ともに約55％であったのに対し、日本人は女性が51％、男性は39％でした（図25、26）。圧倒的に笑いが少ないのが、日本人の男性なのです。

なぜ日本人の男性は笑いが少ないのか？

これはおしゃべりの頻度と関係しています。アメリカ人は男性と女性が同じようにしゃべるのです。一方、日本人は男性と女性でおしゃべりの頻度がだいぶ違い、女性のほうがよくしゃべっています。

結局、**笑いの量はおしゃべりの量で決まるといってよく、要は「しゃべるほど笑う」のです。**

家族であれば3人より4人、4人より5人という具合に、人数が増えるほど笑いは多くなります。幼い子どもがいる家庭は自然に笑いがあふれているでしょう。子どもはよく笑うので、それにつられて家族も笑います。

夫婦だけの場合、男性は妻といっしょに暮らしていると笑いが増えますが、女性ではその関連は弱まり、夫に限らず誰かと暮らすことで笑いが増える傾向が見られました。

日常的に人と話したり笑ったりすることは、脳の活性化にも一役買ってくれます。テレビを見て笑っているだけの人は、人と話をして笑っている人に比べて要介護になりやすいという報告が出ており、さらに最近の研究では、**「誰と笑っているか」が脳の健康に非常に重要**だということがわかっています。**脳に適度な刺激を与え、認知症のリスクを減らすと考えられるのが、友人や知人としゃべりながら笑うこと。**一方、**夫婦間での会話は脳をあまり活性化させません。**脳の活性化にはある種の緊張が必要だからです。

長年連れ添った夫婦であれば、できるだけふたりで外出する機会をつくることをおすすめします。ふだんと違う環境で外部の人とおしゃべりをすることで脳が活性化され、笑いも増えることでしょう。

地域のイベントに参加する

家族や友人以外の人間関係に目を向けると、地域のネットワークというのも笑いを維持するうえで大きな役割をもってきます。実際に、地域のレクリエーションによく参加している人は笑いが多い傾向にありますし、「笑いを増やす要因」に関する研究によると、友人と会う頻度が週に2回以上あることや、社会的活動に多く参加していることが、笑いを増やす要素として挙がっています。

社会的活動は社会や家族を支えるためのグループ活動を指しますが、たとえば**自治会や町内会といった自治組織の活動に協力したり、地域のイベントにボランティアとして参加することでさまざまな世代との交流が生まれ、会話や笑いが増える**と考えられます。さらに、ここで築いたネットワークが災害時の助け合いなどにつながるかもしれません。

また若い頃、野球に励んでいた人が、地元の少年野球チームに依頼されて監督やコーチを務めているという話をよく耳にします。自らの経験をもとに、スポーツを通じて子どもたちに技術やマナーを教え、親からも喜ばれる。素晴らしいことだと思います。そして、このような生き甲斐をもつ人は、何歳になっても目がキラキラとしていて笑顔が絶えません。

一方、コロナ禍の影響もあり、わが国で問題が深刻化しているのが社会的孤立です。意外と知られていませんが、2021年には内閣官房に「孤独・孤立対策担当室」が設置され、イギリスに次いで2番目となる「孤独・孤立対策担当大臣」が日本で誕生しています。社会的に孤立している人は、情報の不足や周囲からのサポート不足、自尊感情の低下などから不健康になりやすく、うつや認知症、高血圧などのリスクを高めるといわれています。心身の健康を維持しつつ、生きがいをもって楽しく暮らすためには、地域のコミュニティを活用するなど人づきあいを減らさない工夫が必要となってきます。

さて、ここまで日常に笑いを増やすためのポイントをお伝えしてきましたが、どれも特別なものではないことにお気づきいただけたと思います。つまるところ、私たちの心と体を健やかにし、幸福度を高め、笑いを増やしてくれるのは、よい生活習慣と人間関係だということがいえそうです。そして笑いが増えると生活や人間関係もよりよくなり、ポジティブな循環が生まれていきます。

ふだん笑うとき、意識的に少し大げさに「ハッハッハッ」と笑ってみましょう。いつもなら微笑みや「フフフ」と笑うような場面で、あえて大笑いしてみる。そうして笑いの連鎖をつくるのです。声を出すことで運動効果も得られますから、ぜひやってみてください。

コラム 長寿の人はみんな笑顔

いわゆる「センテナリアン」と呼ばれる、100歳以上の長寿者のエピソードをご紹介します。2020年に112歳で亡くなった新潟県上越市の渡辺智哲《わたなべちてつ》さん。生前、世界最高齢男性としてギネス世界記録に認定された渡辺さんは、長生きの秘訣を聞かれて「笑うこと」だと笑顔で答えたといいます。

1907年に生まれた渡辺さんは20歳代で台湾に渡り、精糖会社に勤めたそうです。終戦後に故郷へ戻り、新潟県の出先機関などに勤務したのち退職。定年後は家族といっしょに畑で野菜を育てたり、趣味の盆栽や書道を楽しんでいたといいます。盆栽は100歳、野菜づくりは104歳まで続けていたとか。5人の子と12人の孫、16人の曾孫《ひまご》に1人の玄孫《やしゃご》がいたという渡辺さん。たくさんの家族に囲まれ、充実した日々のなかで大いに笑っていたのでしょう。ご家族にも「長寿の秘訣は笑って暮らすこと」とよく語っていたそうです。

思えば、長寿の双子姉妹として、1990年代に国民的人気を博したきんさんぎんさんも、よく笑っていました。こうなると当然の疑問がわいてきます。笑いと寿命は関係があるのか?

メジャーリーグの野球選手を対象に、笑顔と寿命の関係を調べた研究があります。1952年の時点で現役であった230人の野球選手の顔写真を分析し、笑顔の程度を3段階で評価。その後の寿命との関係を追跡調査しました。

2009年までに亡くなったのは、230人のうち184人。その時点で笑顔と寿命の関連を解析した結果、写真で笑顔がまったく見られなかった選手の寿命が72・9歳であったのに対し、歯を見せて目尻にシワを寄せ満面の笑みを浮かべていた選手の寿命は79・9歳。その差は7歳もありました。

また、40歳以上の山形県の地域住民、約1万7000人を対象に行った調査によると、週1回以上声を出して笑う人と、ほとんど笑わない人(月1回未満)では、5年間の死亡リスクに約2倍の差が出たのです。以上のことから、日常生活においてよく笑っている人は、笑わない人に比べて長生きする可能性が高いといえそうです。

「長生きして幸せですね」。これは長寿の方に対してしばしば使われる言葉です。しかし長生きだから幸せなのではなく「幸せだから長生き」なのであり、ふだんからよく笑い、自ら幸せを呼びこんでいる人が長生きするというのが真実に近いのではないでしょうか。

第4章

「笑いヨガ」で心も体も健康に！

「笑い」の思わぬ難点

「笑い」の定義は「顔」と「声」です。つまり笑顔をつくってハッハッハッと声を上げれば、「笑い」は完成します。しかし、おもしろくもないのにただ笑ってもそれは「ウソ笑い」にすぎません。

「いくら笑いにストレス解消効果やリラックス効果があっても、ウソの笑いではダメなのでは？」

そう思われる方もいるでしょう。

しかし、そんなことはありません。「ウソ笑い」に、脳はあっさりとだまされます。そして「ウソ笑い」でもホンモノの「笑い」と同じような健康効果が得られるのです。

私が「笑い」の研究に着手してまもなくスタートさせたのが、大阪府立健康科学センター（現・大阪健康安全基盤研究所）での「健康落語道場」でした。これは定期的に地域住民を集めて落語を聞いてもらい、その前後でどれだけストレスホルモンが下がるかを検証するという取り組みです。

この調査を続けていると、落語を聞いて笑うことでストレスホルモンの値が下がることは確認できたのですが、落語を聞いたことがよかったのか、「笑い」そのものがストレスホルモンを下げたのかがわかりません。そこで漫才でも試してみました。今度は「健康漫才道場」と称して。

結論としては、漫才よりも落語のほうがストレスは下がりやすいことがわかりました。漫才は出演者が若手の場合、お年寄りが笑いについていけず、ストレスの下がり具合に個人差が大きく出ます。また、落語にしろ漫才にしろ、誰にでもストレス解消効果が見られるわけではなく、「笑い」の効果は限定的でした。

さらに、こんなことを言う人まで現れました。

「先生、私は落語でも漫才でも笑えません。最近はテレビを見てもダメです。どうしたらいいですか」

以来、「誰もが笑える方法はないのか」と考えるようになりましたが、なかなかよいアイデアが浮かびません。そんななかで私は渡米し、アメリカのミネソタ大学で疫学・社会健康医学部門の研究員として働きはじめました。

おもしろくなくても笑える笑いの体操「笑いヨガ」

あるとき雑誌をパラパラとめくっていると、ニューヨークで「笑いヨガ（向こうではラフターヨガ）」が流行《はや》っているという記事が目に留まりました。

当時は「笑いとヨガを組み合わせたものかな」というぐらいの漠然としたイメージしかなかったのですが、帰国後、年に一度開催される「日本笑い学会」の研究発表会に行くと、日本笑いヨガ協会の代表である高田《たかだ》佳子《よしこ》さんが出席されており、高田さん自らが実演する「笑いヨガ」を目にする機会に恵まれました。

「笑い」というのは、何かおもしろいことがあって、その反応として起きる現象ですが、笑いヨガは違いました。何もおもしろいことがないのに、独特のポーズをとりながら「ハッハッハッ」といきなり笑い出すのです。

度肝を抜かれました。そして次の瞬間、「これだ！」と思いました。

そうです、人はおもしろくなくても笑えるのです。

これなら何を見ても笑えないお年寄りや、自発的に笑うことができなくなっているうつの人でも取り入れることができるのではないか。その効果を試すべく、私はすぐにインストラクターの養成講座に申しこみ、笑いヨガリーダーの資格を取得しました。

養成講座は丸2日間にわたり、笑いヨガの歴史から呼吸法、基本の体操やその教え方までを学びます。プログラムの初日、少し遅れて会場に入った私は、そこにいる人たちが一様にハッハッハッハッと笑っている姿を見てたじろぎました。何か自分は大変なところに足を踏み入れてしまったのではないかという気がしました。

しかし2日間笑いつづけていると、ともに講習を受けている人たちとの距離がものすごく近くなるのです。プログラムには笑いだけでなく、手をつないだり肩をもんだりするなど、さまざまな身体的コミュニケーションがあるのですが、2日目にはこれらがまったく抵抗なくできるようになりました。そして、最初はぎこちなかった笑いがやがて自然な笑いになり、しかも笑っているうちにどんどん楽しい気分になってきたのです。

講習が終わる頃にはすっかり身も心も軽くなって、「これはいい！」と実感。習得した笑いヨガをさっそく「健康落語道場」の参加者に伝授しました。

そして被験者20人を対象に笑いヨガを1時間行ってもらったところ、**ストレスホルモンの値は笑いヨガを行う前の平均3・7から、平均1・7まで下がりました。しかもその下**

がり方は、落語や漫才を聞いたときよりも大きかったのです。

そうです。**ウソ笑いでも、おもしろくて笑ったときと同様、ともすればそれ以上の健康効果が得られた**のです。また、笑いヨガが始まると、参加者の表情がみるみる明るくなっていくので、以来、「笑いとストレス解消」に関する調査には、おもに笑いヨガを用いるようになりました。

笑いヨガと出合って私は確信しました。

何をもって笑うかではなく、「笑う」という行為そのものが重要であると。つまり、**「笑いは感情ではなく行動」であり、行動だから自分でコントロールすることができる**のです。

そしてこの理論を見事に具現化したのが笑いヨガなのです。

たった5分でストレス解消、10分ならウォーキング並み

笑いヨガは１９９５年にインドで誕生しました。

ムンバイの開業医であったマダン・カタリア博士は、「笑いの健康効果は実証されているのに、なぜ都会の人は笑わないのか」と考え、「笑い」の場を提供すべく笑いクラブを

つくったのです。

最初はムンバイの公園に5人ほどが集まり、冗談などを飛ばしながら笑っていたそうですが、やがて「笑い」のネタは尽きてしまいます。そこで博士は「笑い」を体操にしてしまいました。体は本物の「笑い」と「つくり笑い」の区別がつかないこと、また動作によって感情を引き出せることを知ったからです。ジョークもコメディも不要。手をたたいたりストレッチをしたりしながら、ハッハッハッと「笑い」のポーズをとるだけ。その手軽さとユニークな動きで笑いヨガは大人気となり、1年も経たずにインド中に広がりました。

その後、ヨーロッパ、アメリカ、メキシコへと伝わり、いまでは世界100ヵ国以上で笑いヨガが行われています。日本では笑いヨガのリーダーだけでも5000人以上いるそうです。

笑いヨガの特徴は、何といっても「おもしろくなくても笑う」という点にありますが、ひとつのエクササイズとして見ても非常に優れた特性をもっています。

笑いヨガは「笑い」という運動と「ヨガ」の呼吸法を組み合わせた、「笑い」の健康体操です。つまり一度のエクササイズで複数の効果が得られるため、たとえば10分間の運動をするとして、笑いヨガなら5分で済むというわけです。もしも笑いヨガで運動効果しか得られないのであれば、ジョギングをしたらいいじゃないということになりますよね。

5分間の笑いヨガでストレス解消に、10分なら同じ時間のウォーキングに匹敵するというのが私たちの見解です。ぜひ1日5分の笑いヨガを習慣にしてみてください。

さて、「笑い」の講演の途中で、私はたいてい5〜10分ほど、会場にいる方に笑いヨガを体験していただくコーナーを設けます。すると、はじめは半信半疑だった人も、「あれ?」という感じで体がラクになるのを実感し、そこから笑いヨガの教室に通いはじめる人も少なくありません。そしてその後も長く続ける人が多いというのも笑いヨガの特徴です。

とりわけ笑いヨガによってラクになるといわれるのが「肩こり」です。体の循環を促すという点では冷えや便秘、不眠の改善にも効果があります。そして、どうしても「笑い」が減ってしまう、うつ状態の人にも笑いヨガは有効です。何しろ、おもしろくなくても笑えるのですから。

ポイントは無理に笑おうとしないこと。まずはハッハッハッと声を出す「呼吸法」だと思って始めてみましょう。

笑いの体操を日常に埋めこんでいく

笑いヨガはグループエクササイズがベースとなっています。ひとつの会場に20～40人ほどが集まり、笑いヨガリーダーや笑いヨガティーチャーの指導のもと1回60分ほどの体操を行うのが一般的です。

かけ声をかけたり握手をしたりしながら、皆でハッハッハッと声を上げているうちに、ふだん笑いが少ない人も自然に笑えるようになり、人が笑っている姿を見てさらに「笑い」が増幅していきます。

しかし、教室では人につられて笑えるけれど、家であらたまって笑いヨガを行うのは難しいという人もいます。そんなとき私は、「ついで笑い」をおすすめしています。

たとえば、朝起きて伸びをするときに笑いヨガの「アロハ笑い」、歯みがきをしたあと、鏡に映った自分を見ながら「ライオン笑い」、仕事や家事の合間に「コンブ笑い」といった具合に、一日のリズムの中にちりばめていくのです。

笑いヨガには、この時間に行わなければならないという決まりはありません。朝行えば、睡眠中に低下した呼吸を整えることができ、昼は仕事や家事で疲れた脳のリフレッシュに、また、寝る前の笑いヨガで疲れた体をストレッチするのもよいでしょう。忙しい日々のなかで、わざわざ笑いヨガの時間を捻出しようとするとハードルが高くなりますが、何かのついでであれば抵抗なく行うことができ、継続しやすくなります。

何といっても「笑い」は習慣化することが大切。笑うときに使う顔の筋肉（大頬骨筋《だいきょうこつきん》＝通称・笑い筋）は、使わないと動かなくなってしまいます。「笑い」を習慣化し、積極的に笑い筋を使うことで自然な「笑い」がすぐにつくれるようになるでしょう。

私自身、笑いヨガを始めてから以前よりもスムーズに笑えるようになりました。

講演中に笑ってくださいと言われてもふつうはなかなか笑えないものですが、笑いヨガを習得してからは、いつでもハッハッハッと自然に笑えます。そういう意味でも、笑いヨガというのはすごいなぁと思っています。

ちなみに私が開催する健康教室で、笑いヨガを行ったあとに落語鑑賞をしてもらうことがあるのですが、どんな落語家さんが登壇してもバカ受けします。ほんの数分ですが、笑いヨガをすることで「笑い」に対する抵抗がなくなるのでしょう。落語を鑑賞しているときの反応が格段によくなるのです。だから新人の落語家さんを連れて行くと、ものすごく喜ぶと関係者から聞いたことがあります。

なお、自宅で笑いヨガを行う際、家族と暮らしている方はちょっとした注意が必要です。いきなり声をあげて笑い出すと何が起きたかと心配されるので、家族の了承を得たうえで行うか、お風呂の中など音が漏れにくい場所でハッハハッハッと笑うのがよいでしょう。家族も巻きこんで、いっしょにできたらいちばん素晴らしいですね。いずれも難しい場合は、無声音で「ハッハハッハッ」と笑うやり方でもかまいません。おそらく最初の「恥ずかしさ」を超えるのが笑いヨガの最大の難関ですが、心身にいいと信じて（またまわりに説明して）、ぜひやってみてください。

お悩み別笑いヨガ・20選

監修：日本笑いヨガ協会会長　高田佳子

さて、ここからはふだん多くの方が抱えていらっしゃるであろう、心身のお悩みを解決するのに適した「笑いヨガ（笑《わら》トレ）」を紹介します。ご自分が気になるものからぜひやってみてください。

参考動画

手拍子とかけ声

準備体操や各エクササイズの区切りに用いられる手拍子とかけ声で、笑いヨガの基本動作です。「ホホハハハ」の発声で笑顔になり、締めの「イェーイ」でストレス解消。就寝前や休憩時に気軽に行ってみてください。これだけで元気になります。

① 「1、2、123」のリズムで手拍子をしながら声を出す。「1、2、」のとき胸の前で手拍子をして「ホ、ホ」と言う。

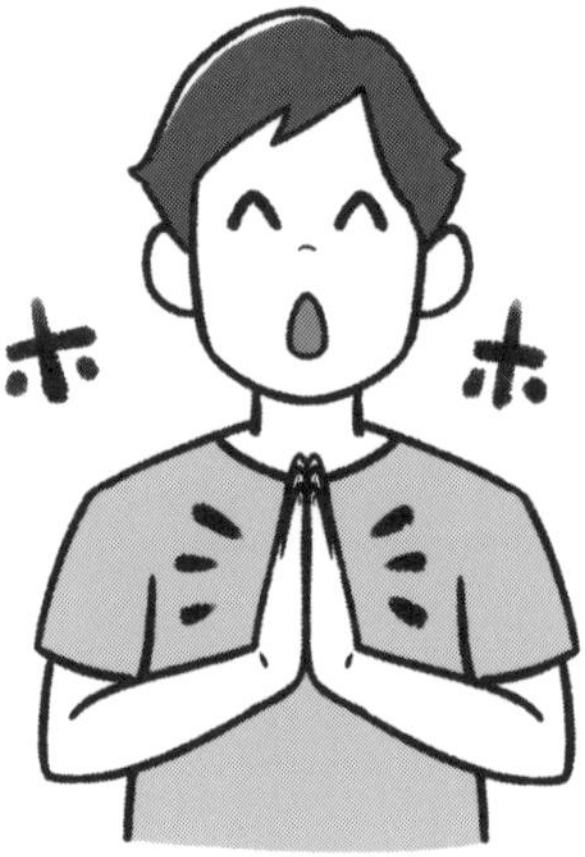

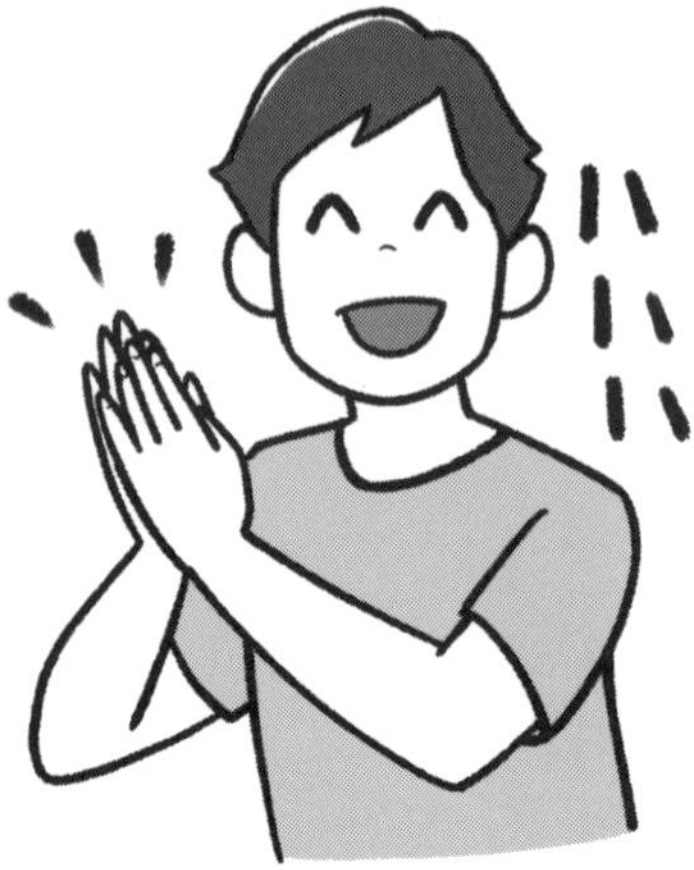

② 「123」のときは顔の横で手拍子をして「ハハハ」と発声。

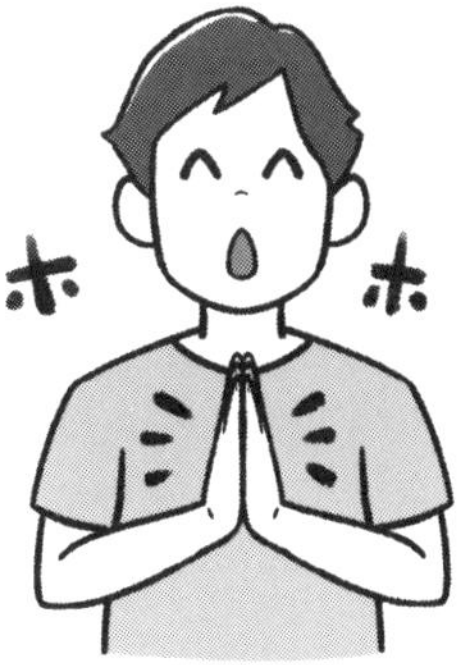

③再び胸の前で「1、2」と手拍子をして「ホ、ホ」と言う。

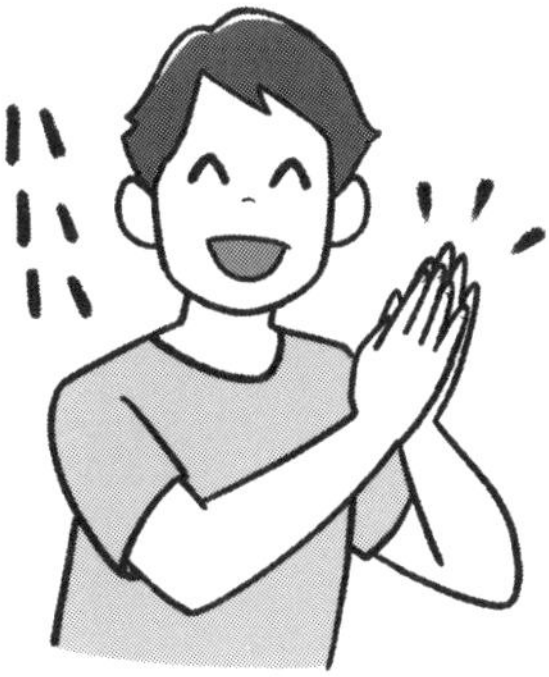

④②とは反対側で「123」と手拍子をし、「ハハハ」と声を出す。

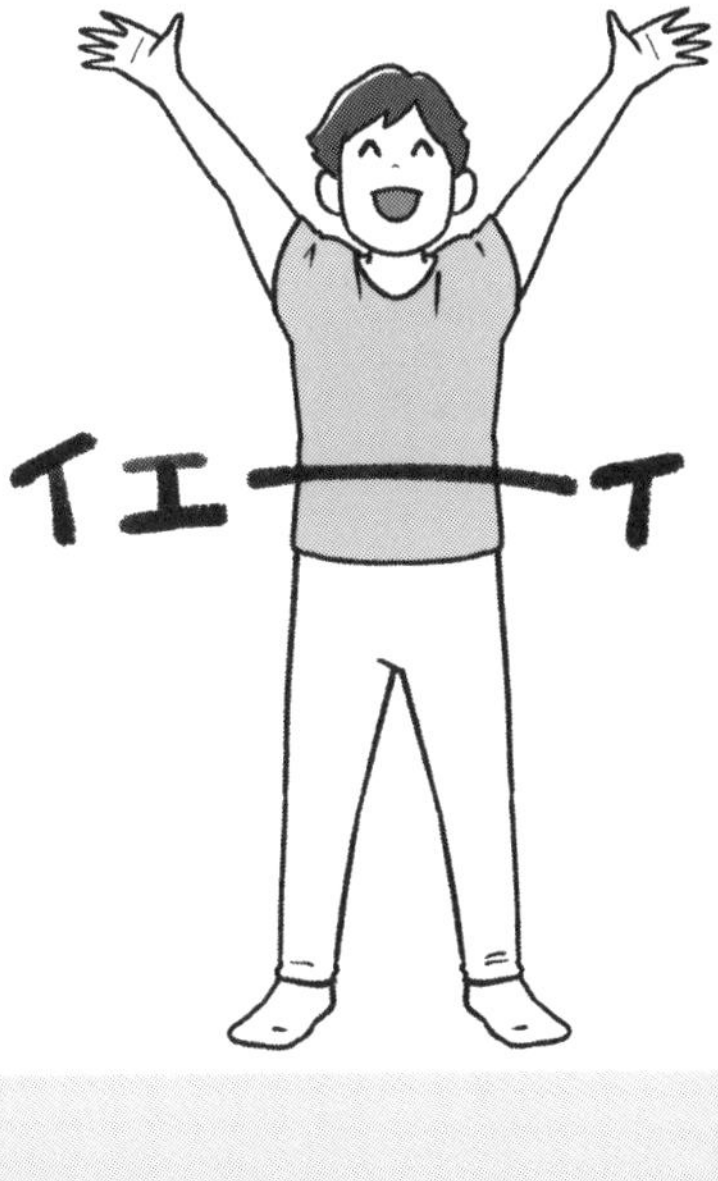

⑤①～④の動きを 4 回くり返したら、バンザイのポーズをしながら「イェーイ」と言う。

参考動画

肩こり 1

ストレスによる緊張や長時間のデスクワークにより、筋肉が硬くなって発生する肩こり。肩周辺の関節を大きく動かすことで筋肉がほぐれ、心身のリラックス効果も得られます。

おねだり笑い

※座ったままでもできます。

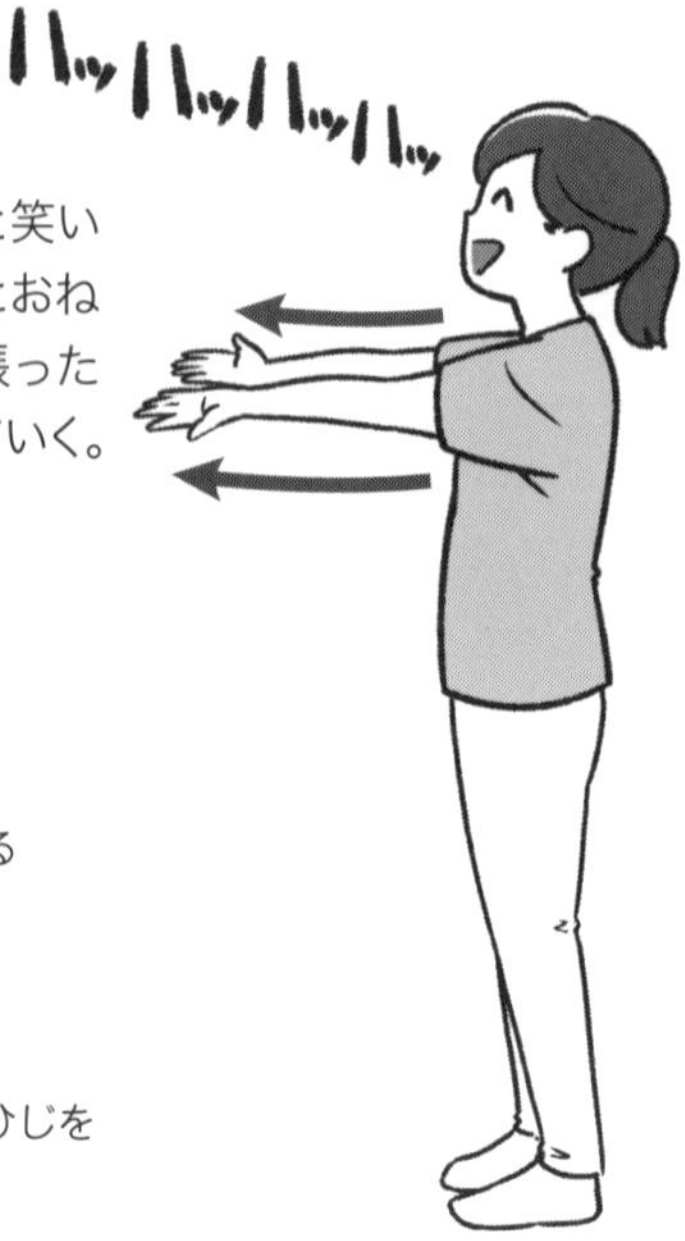

①「ハッハッハッハッ」と笑いながら「ちょーだい」とおねだりするように胸を張ったまま手を前に伸ばしていく。

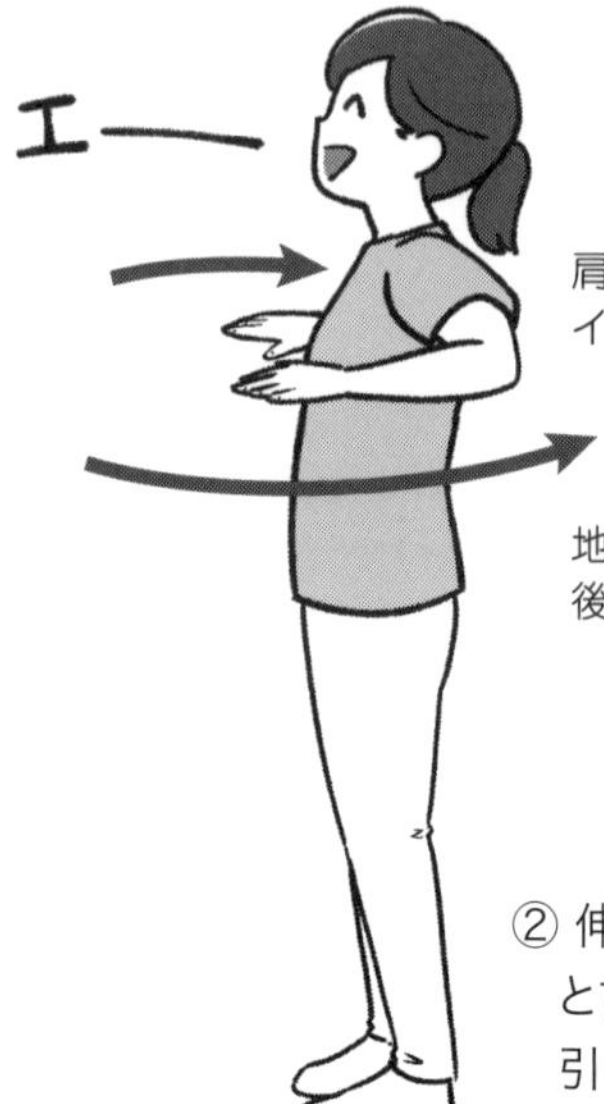

肩甲骨を寄せるイメージで

地面と水平にひじを後ろに引く

② 伸ばしきったら手のひらを下にして、「エー」と言いながら脇をしめてひじを背中のほうへ引く。①②を４回ほどくり返す。

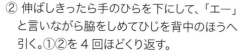

コンブ笑い

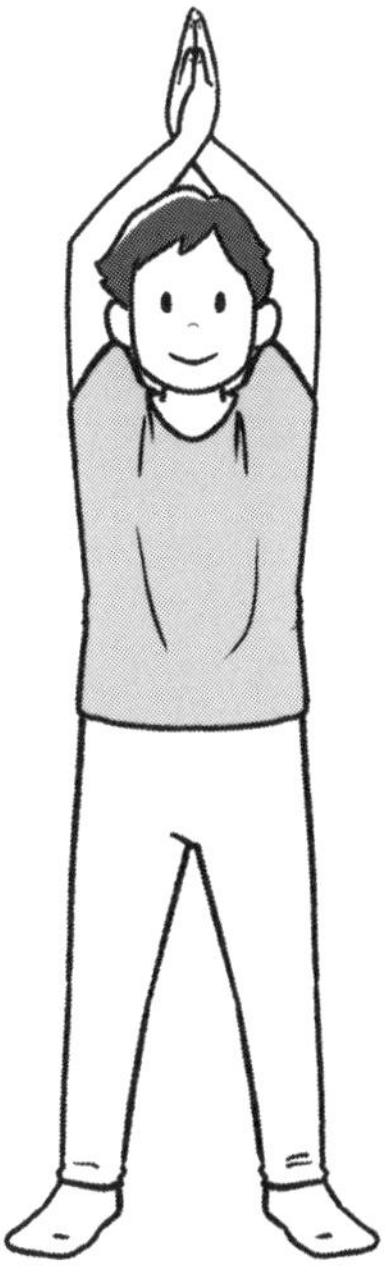

① 両腕を伸ばして頭の上で交差させ、左右の手のひらを合わせる。

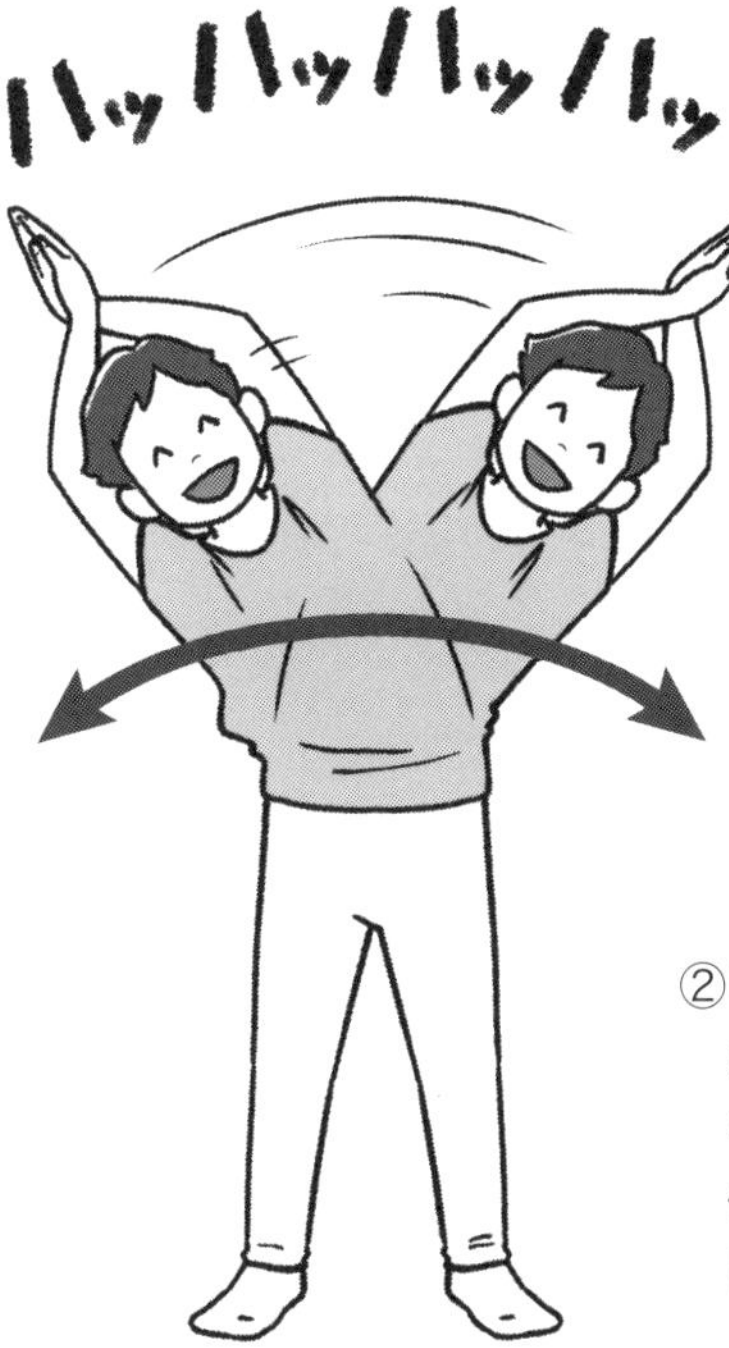

脇腹を伸ばしながら
大きく体を動かす

②「ハッハッハッハッ」と笑いながら、コンブが海の中で揺れているイメージで左右にゆっくりと体を倒す。左右セットで 1 回とし、4 回ほどくり返す。

参考動画

不眠 2

疲れた体を伸ばし、その日にあった嫌なことを吐き出すことでスムーズな眠りに。ゆったりとした動きと控えめな声でリラックスして行います。

ストレスのゴミ箱笑い

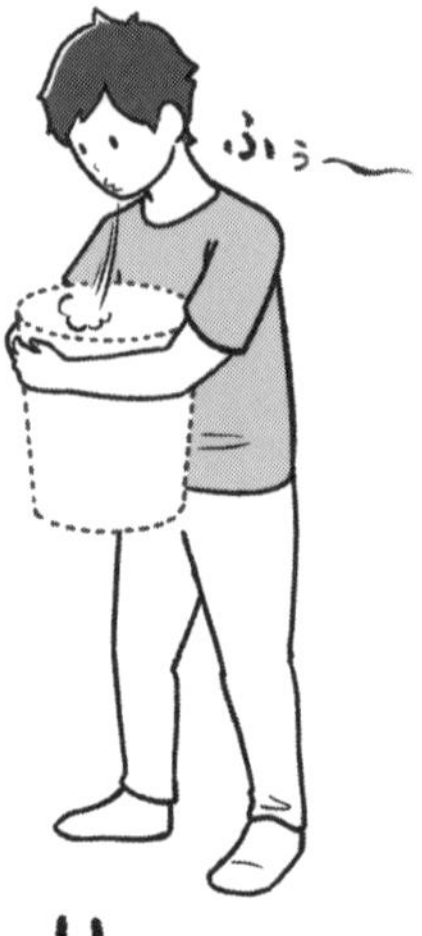

① 腕の中に大きなゴミ箱を抱えるように両手を前に出す。
その日にあった嫌なこと（ストレス）をすべて吐き出すイメージで、その中に長くゆっくりと息を吐く。これを 5 回程度行う（嫌なことがあった回数だけ吐き出しても OK）。

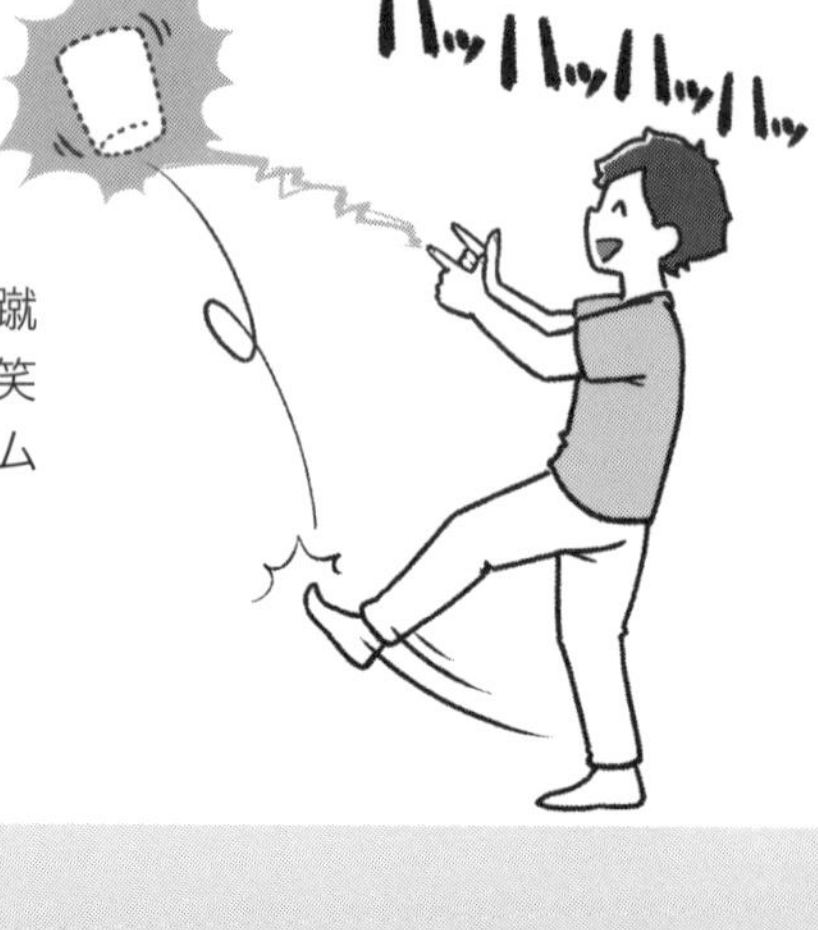

② ストレスがたまったゴミ箱を蹴りあげて「ハッハッハッハッ」と笑い、指先からストレス消滅ビームを出すつもりでやっつける。

出る杭を抜く笑い

①「ストレスのゴミ箱笑い」と同じように、ゴミ箱を抱えるように両手を前に出す。右手で左の手首を握り、「ハッハッハッハッ」と笑いながらさらに前方に伸ばして 10 秒間キープ。左右 2 回ずつ行う。

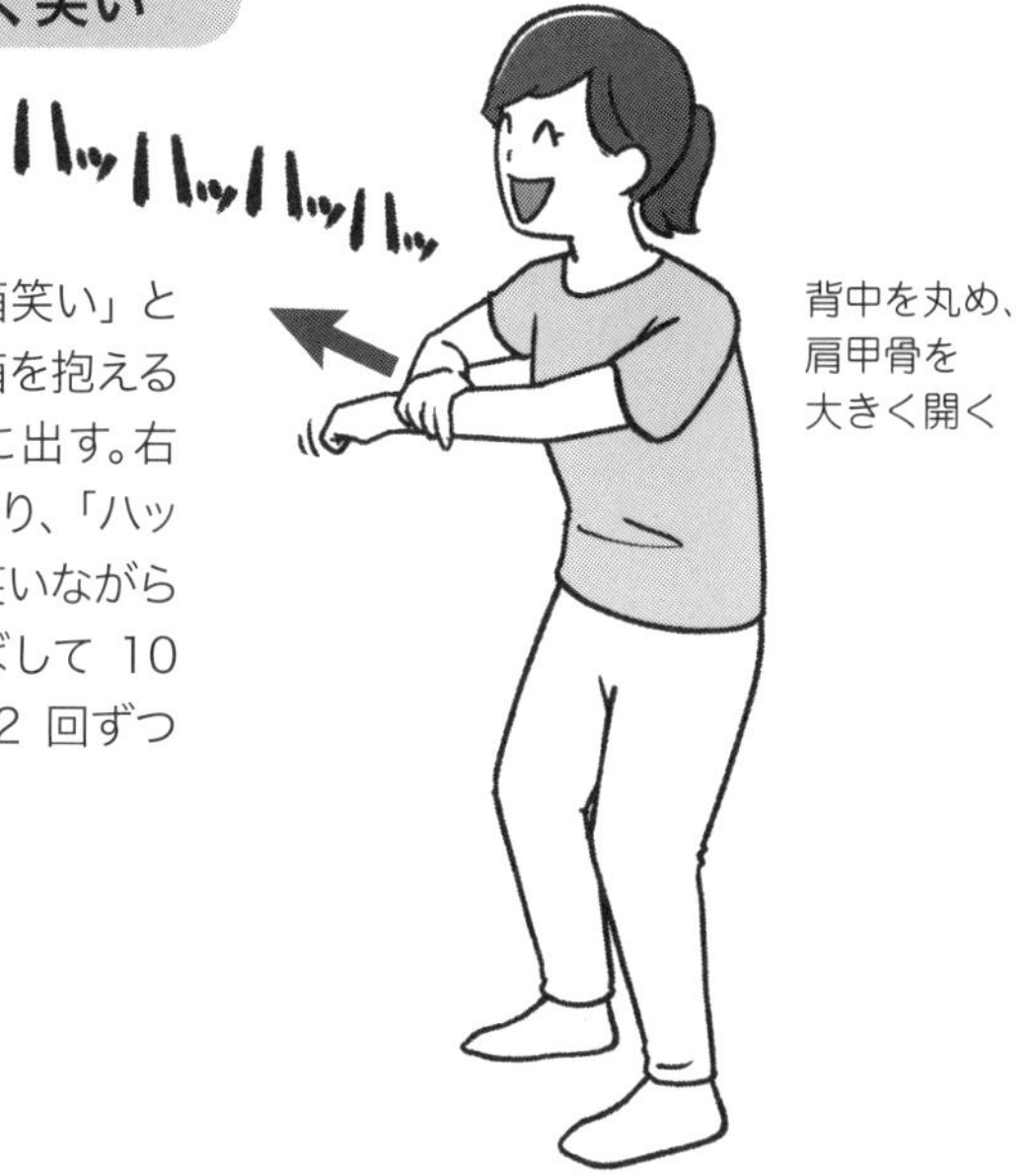
ハッハッハッハッ
背中を丸め、
肩甲骨を
大きく開く

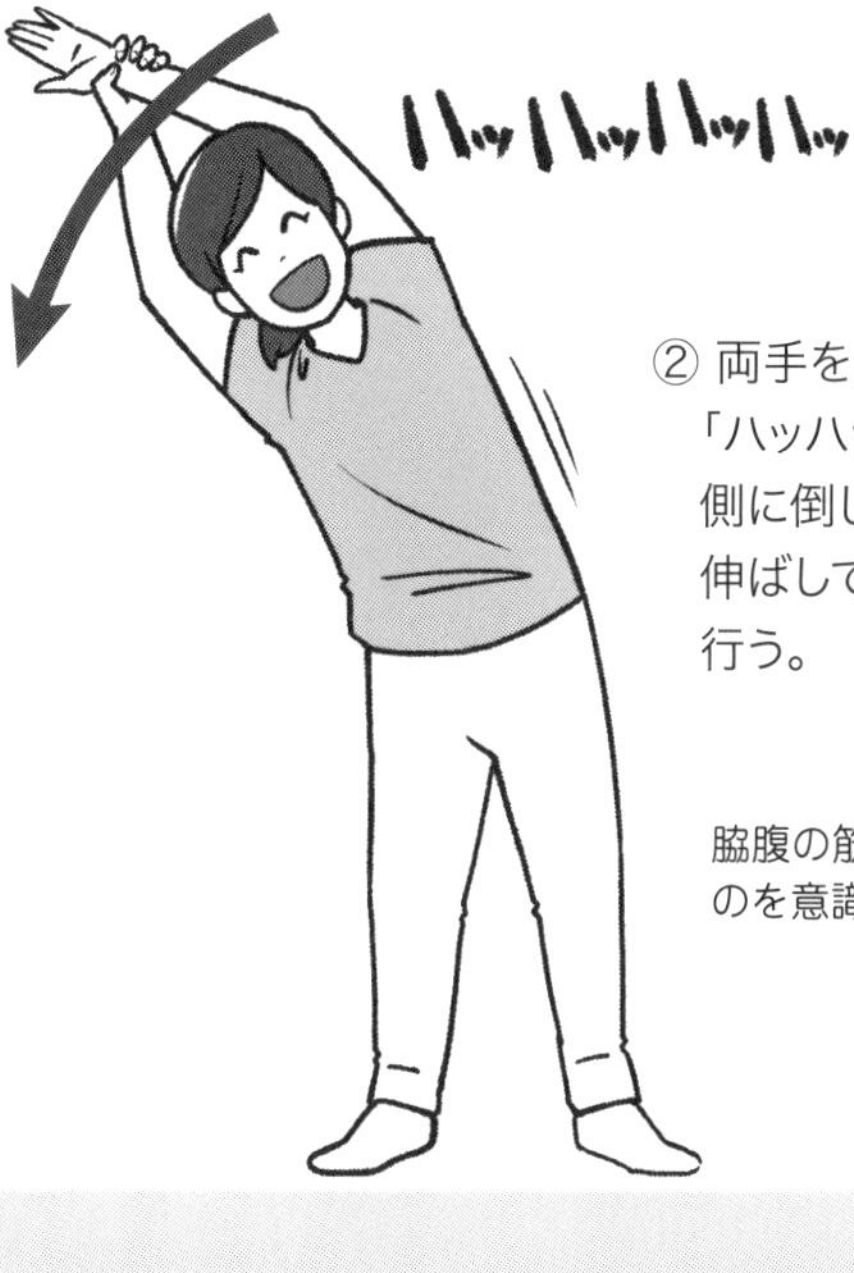

② 両手を上げ、右手で左手の手首を握る。「ハッハッハッハッ」と笑いながら体を右側に倒していき、右手で左手を右上方に伸ばして 10 秒間キープ。左右 2 回ずつ行う。

脇腹の筋肉が伸びる
のを意識する

参考動画

メタボリック シンドローム 3

メタボの大きな要因となるストレスを解消しながら、笑いによる有酸素運動でカロリー消費を促します。笑いヨガのなかでも運動量が多いため、数回くり返せば手の先までポカポカに。

イソギンチャク笑い

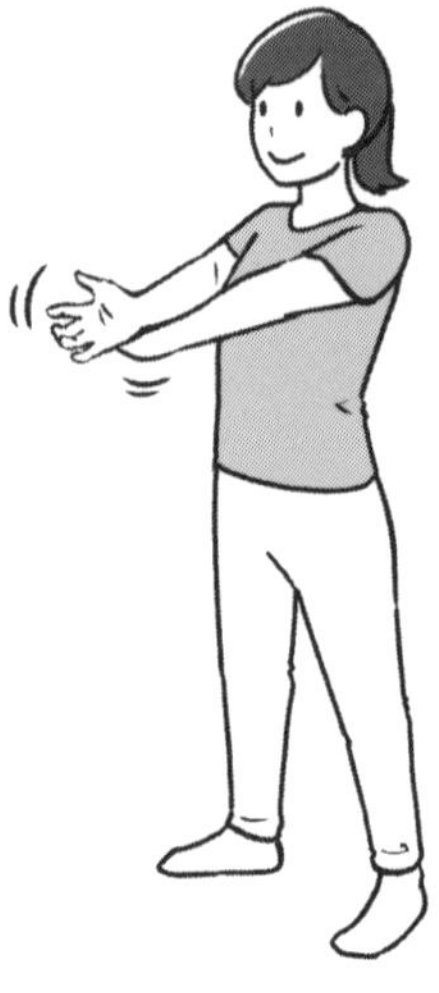

① 両足を肩幅に開いて立ち、両手を正面に伸ばす。両手を手首の位置で交差させ、グーとパーをくり返す。

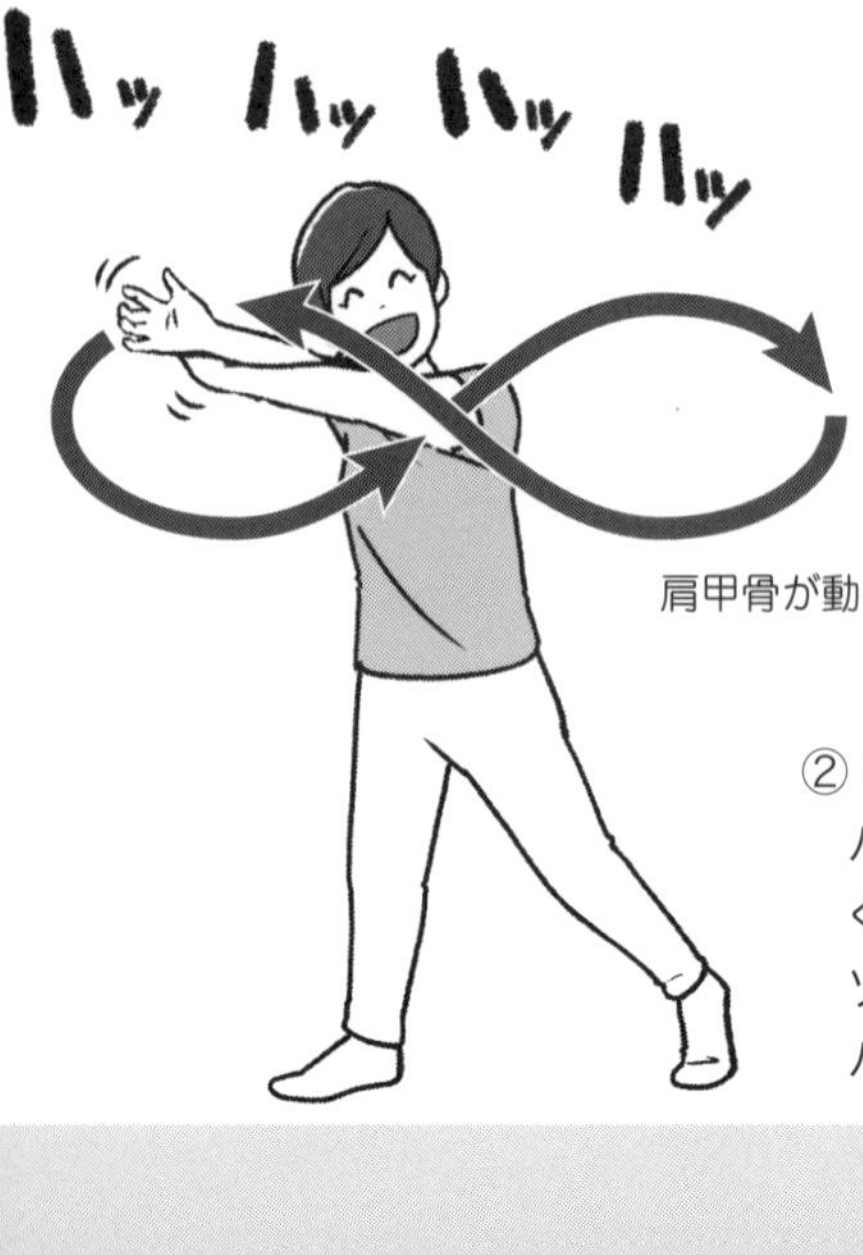

肩甲骨が動くよう体を大きく回す

② 手首を交差させたまま、「ハッハッハッハッ」と笑いながら８の字を描くように腕を回す。このとき手はイソギンチャクの触手のようにグー・パーをくり返す。

ジャンピングジャック笑い

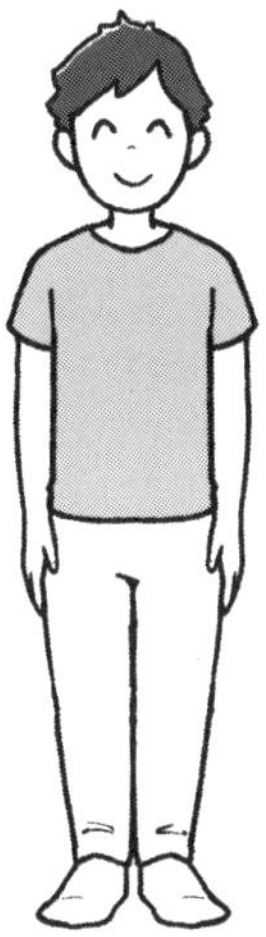

① 足を軽く閉じた状態でまっすぐに立つ。
腕は体の横にたらす。

②真上にジャンプするのと同時に足を開いて頭の上で手をたたく。
もう 1 回ジャンプして、①の姿勢に戻る。
①②の動作を、「ホッホッ・ハッハッ」と笑いながらテンポよく30秒ほどくり返す。

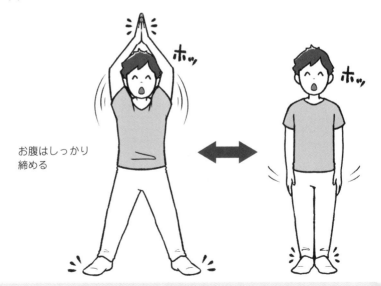

参考動画

ストレス・イライラ　4

一見、ちょっととっぴな行動をとることで頭のスイッチが切り替わります。躊躇《ちゅうちょ》せず、その世界に没入することが大切です。

ケンカ笑い

①指を立て、イライラする相手に向かって「ハッハッハッハッ!」と言葉のかわりに言いつづける。しっかり息を吐くことで怒りの感情を発散。

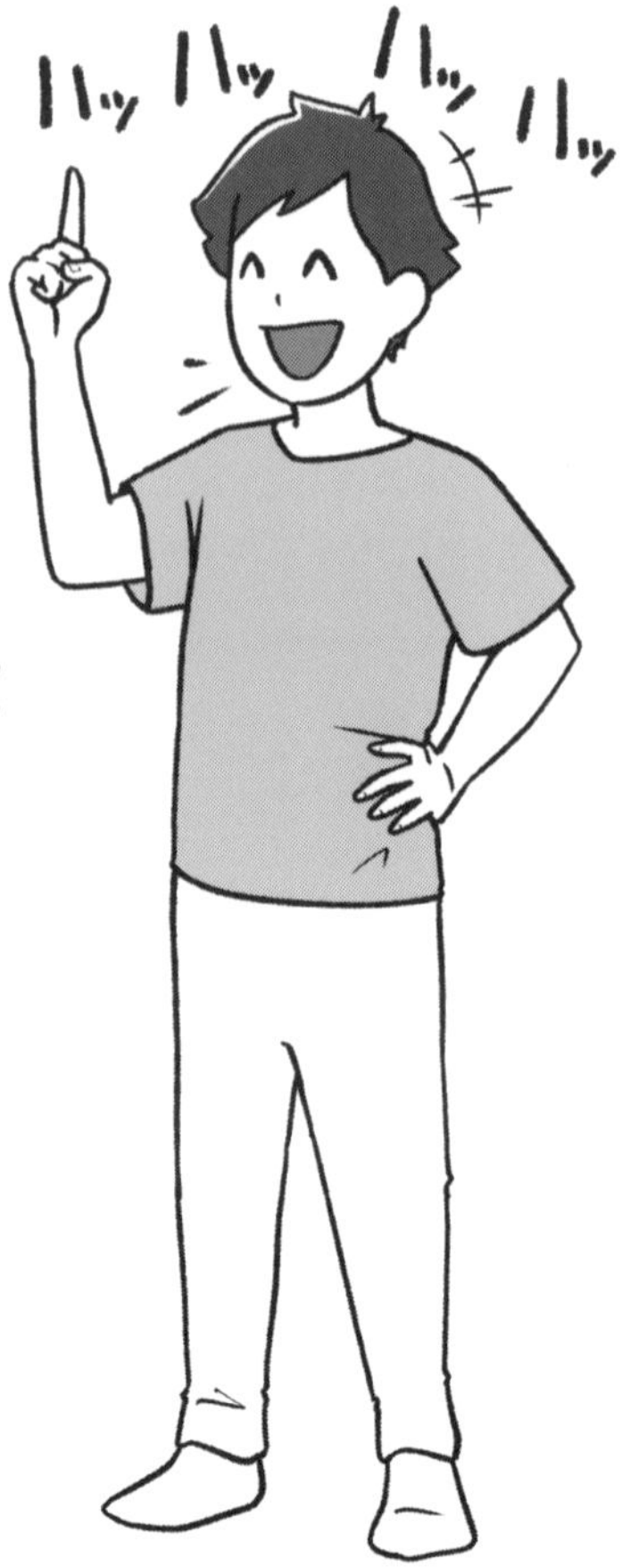

人に向かってやりづらい場合は、ゴミ箱や書類など不愉快な気分の原因に向かって行ってもOK

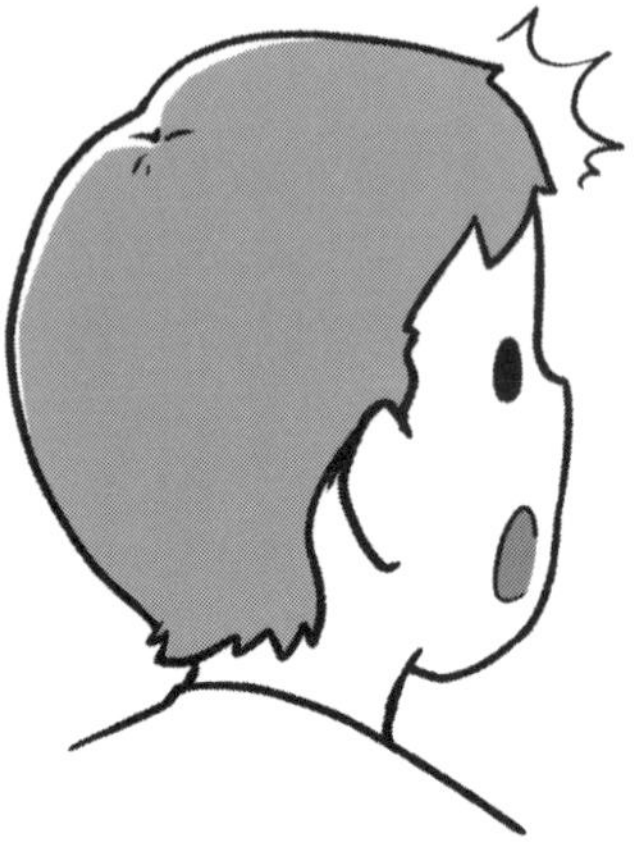

メンタルフロス笑い

① 歯の掃除をする「デンタルフロス」のように、「メンタルフロス」を使って、心（脳内）を掃除します。右の耳の穴から糸を入れ、左耳の穴から引き出すポーズをとる。

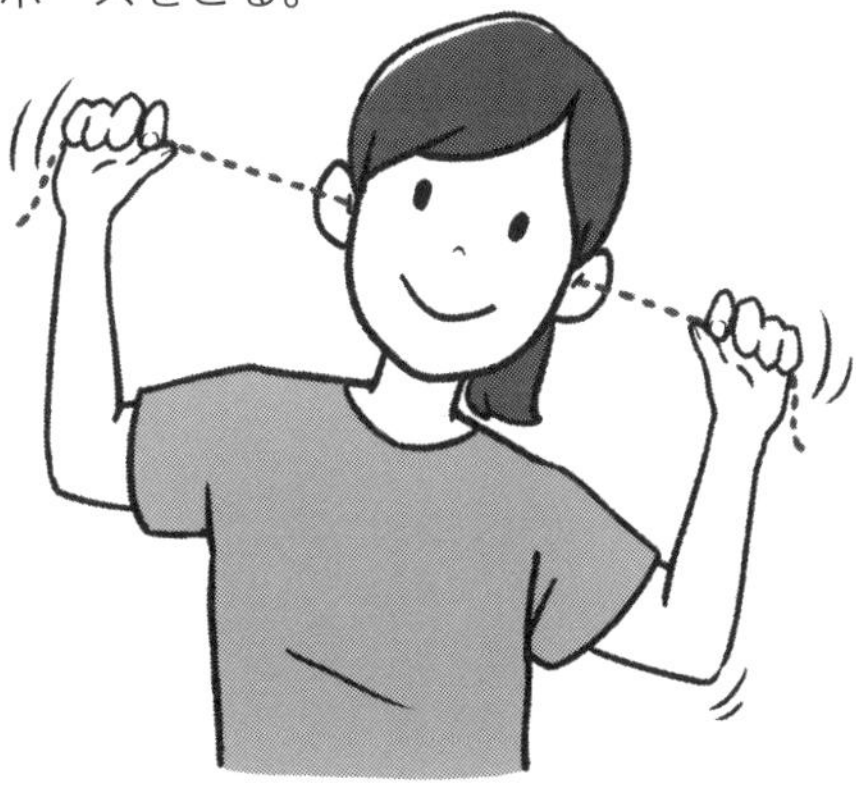

② 耳から出ている見えない糸を両手でつかみ、左右に交互に引っ張って脳を掃除しながら「ハッハッハッハッ」と笑う。

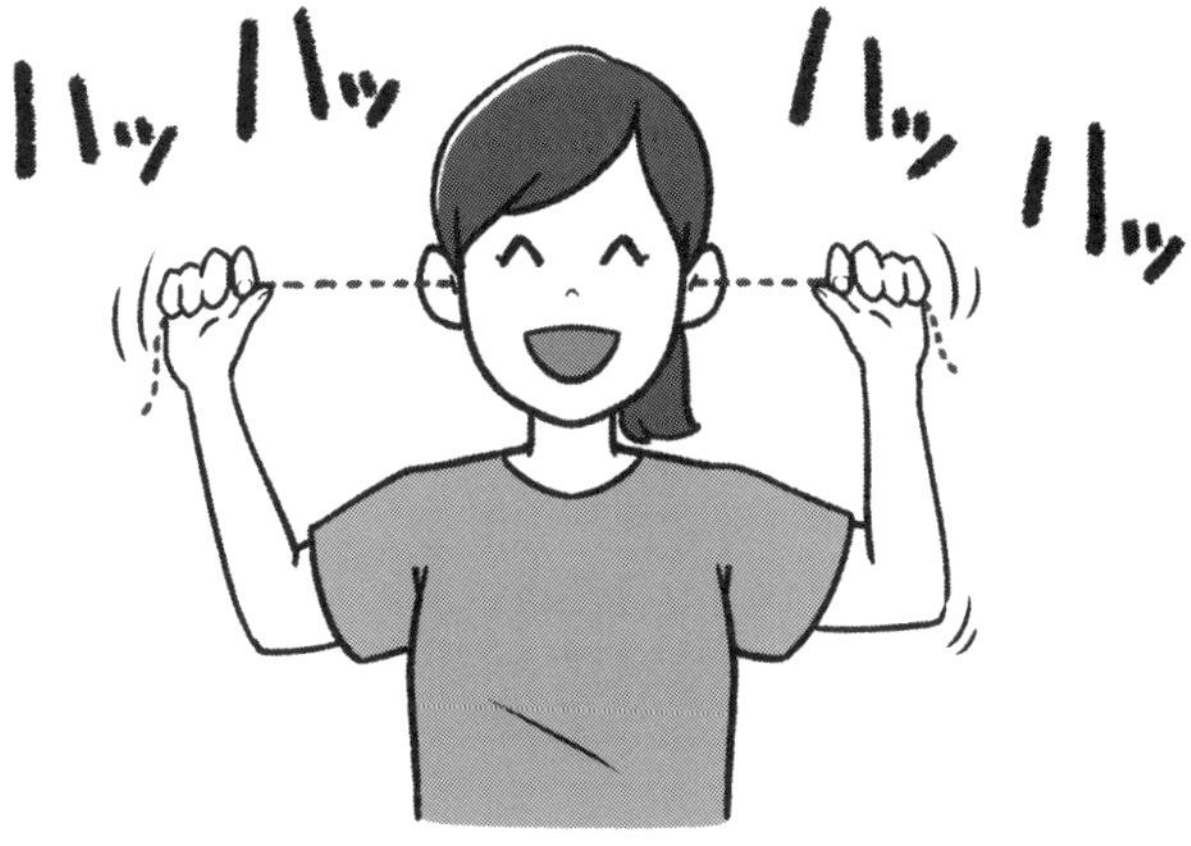

参考動画

冷え 5

冷え性を改善するには血流をよくすること、筋肉を増やすこと、ストレスをためないことです。これらを同時に叶える笑いヨガをご紹介します。少々ハードですが、下半身の筋肉も鍛えることができますので、ぜひチャレンジしてみてください。

イの字笑い

① 足を肩幅に広げて立ち、左手は壁や椅子の背にそえる。右の腕から足までが一直線になるよう右手を斜め上、右足は斜め後方へ伸ばし、体全体で片仮名の「イ」の字をつくる。

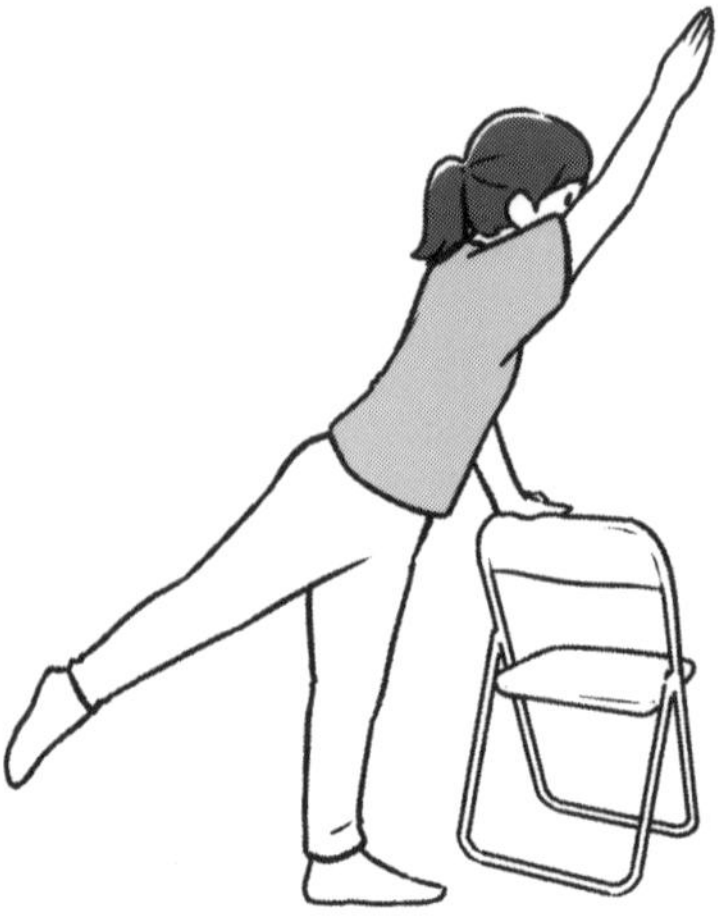

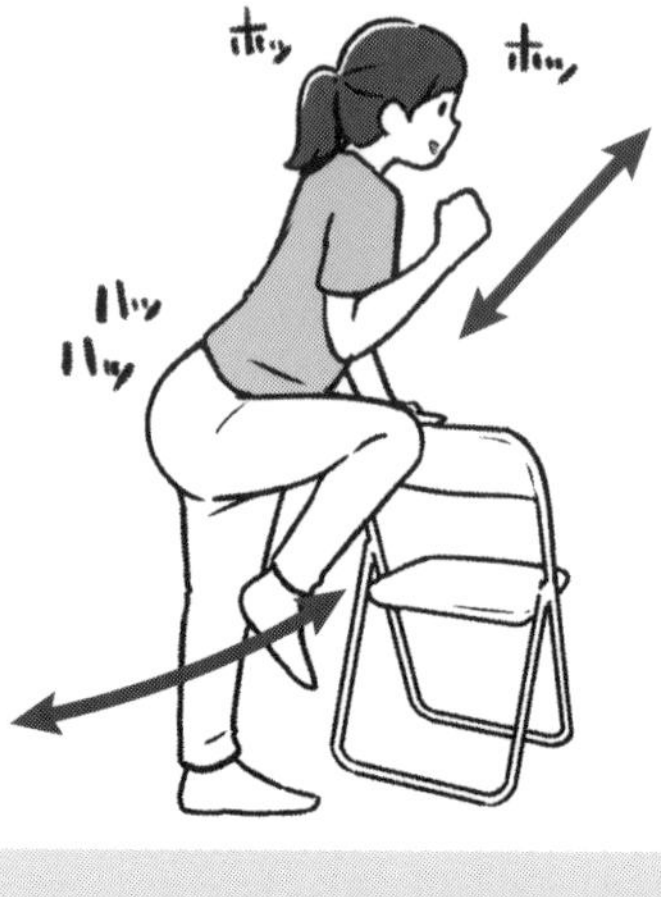

② 伸ばした右手と右足を引き寄せて、ひじとひざを合わせる。「ホッ」「ホッ」「ハッ」「ハッ」と声を出しながら、「イの字」「縮める」をテンポよくくり返す。
「ホッ」「ホッ」「ハッ」「ハッ」を1セットとして、5〜10セット行い、その後左手足も同じように行う。

大げさなゴリラ笑い

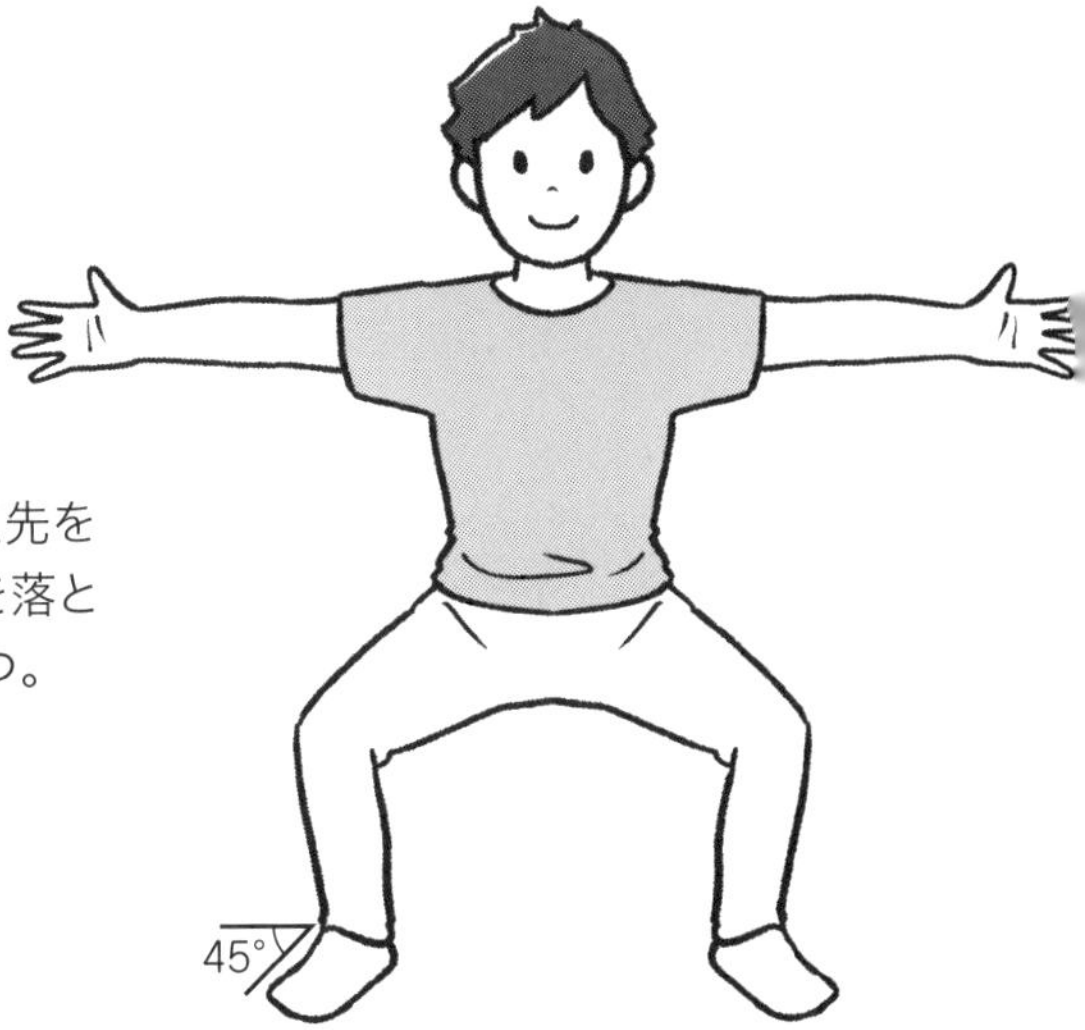

45°

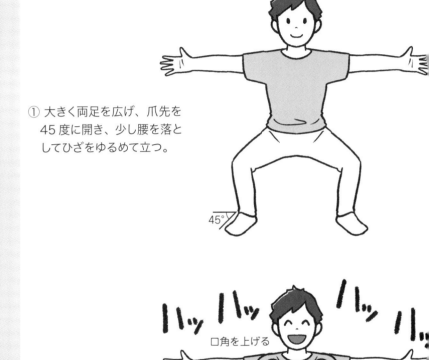

① 大きく両足を広げ、爪先を45度に開き、少し腰を落としてひざをゆるめて立つ。

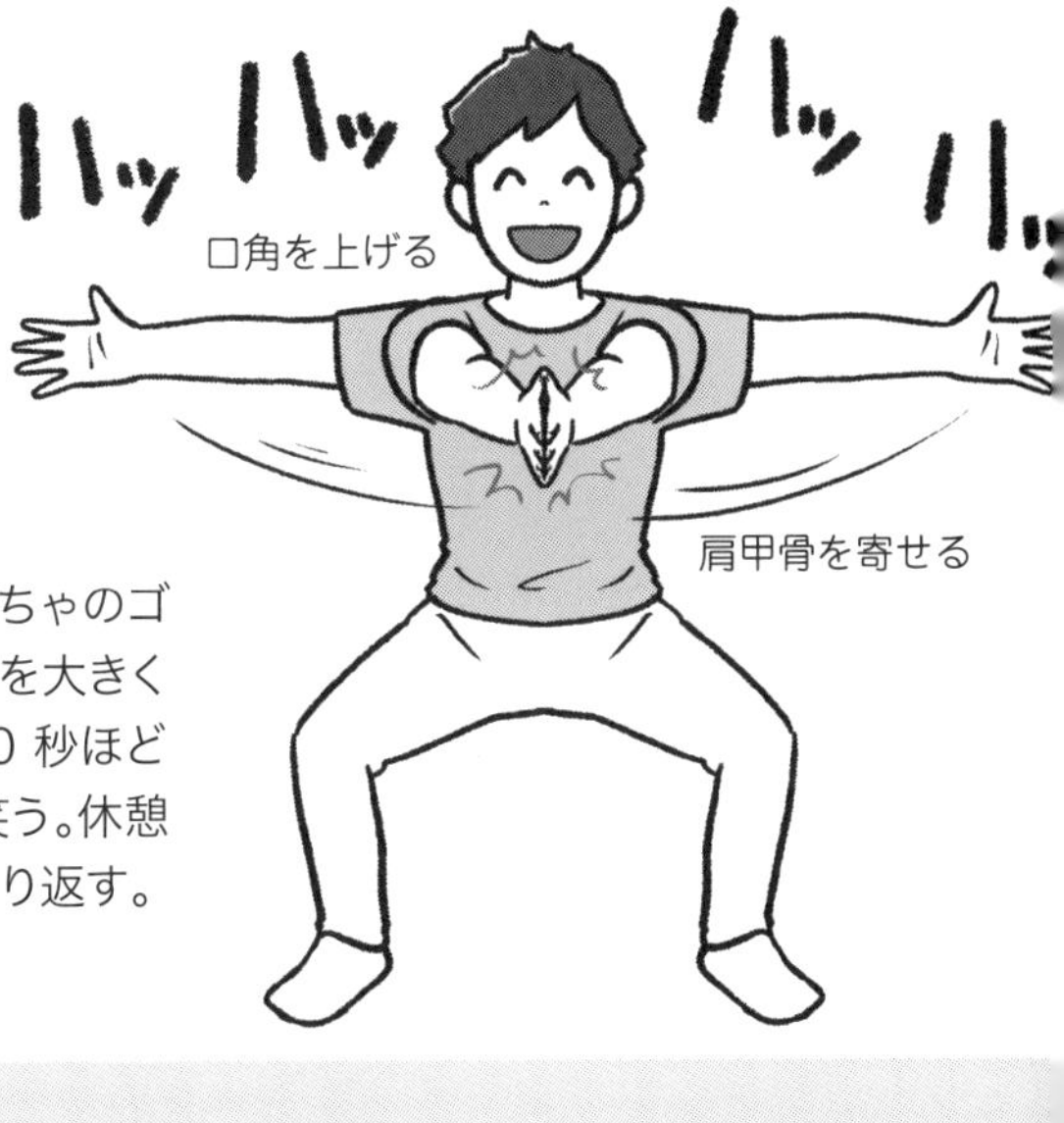

ハッ ハッ ハッ ハッ
口角を上げる
肩甲骨を寄せる

② シンバルをたたくおもちゃのゴリラをイメージし、両手を大きく広げてたたきながら20秒ほど「ハッハッハッハッ」と笑う。休憩をはさみながら、3回くり返す。

参考動画

歯の本数 6

歯の本数を維持するためには、口腔機能を保つことが大切です。加齢によって衰えやすい口の筋肉を鍛え、唾液の分泌を促して口腔の健康を守りましょう。誤嚥予防にもつながる笑いヨガです。

ブクブクうがい笑い

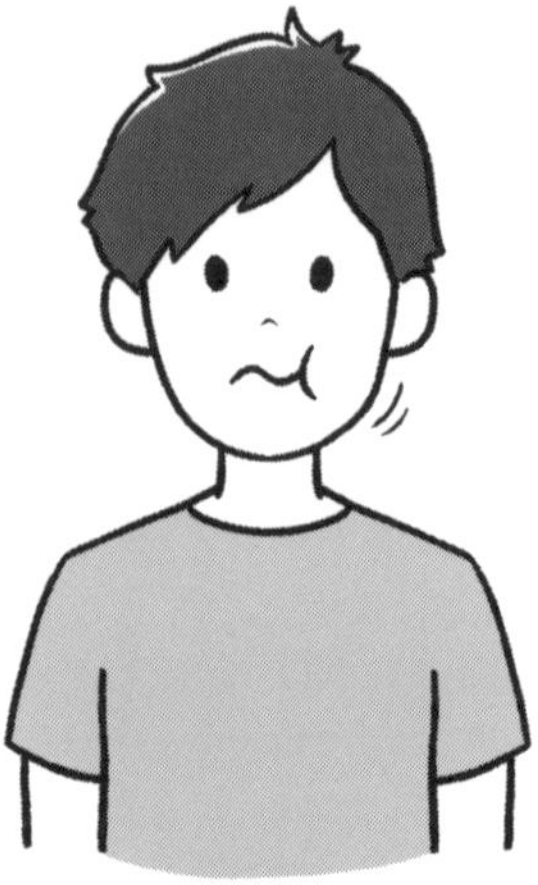

① 口に空気を含み、ブクブクとうがいをする要領でほっぺたを動かす。
左・右・中央と、ほうれい線を伸ばすイメージでしっかりと行う。

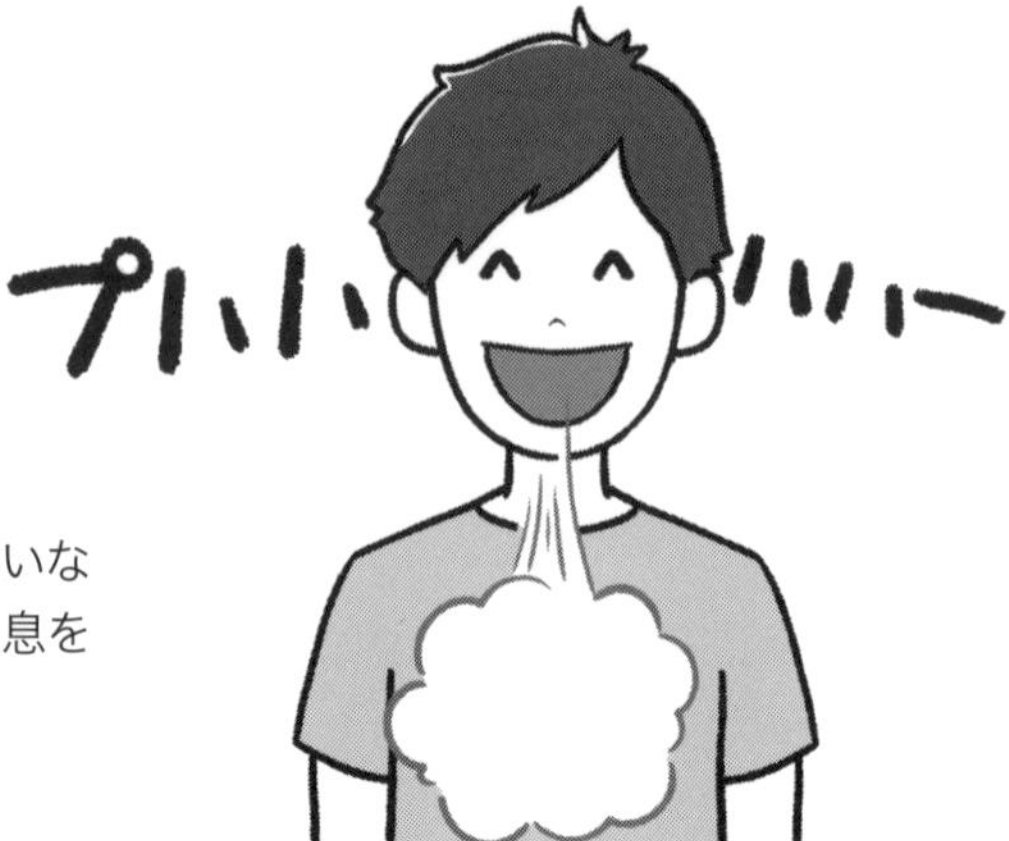

②「プハハハハ～」と笑いながら、口の中にためた息を一気に吐き出す。

酸っぱい梅干し笑い

①手のひらにのせた梅干しを口に入れるポーズをとる。

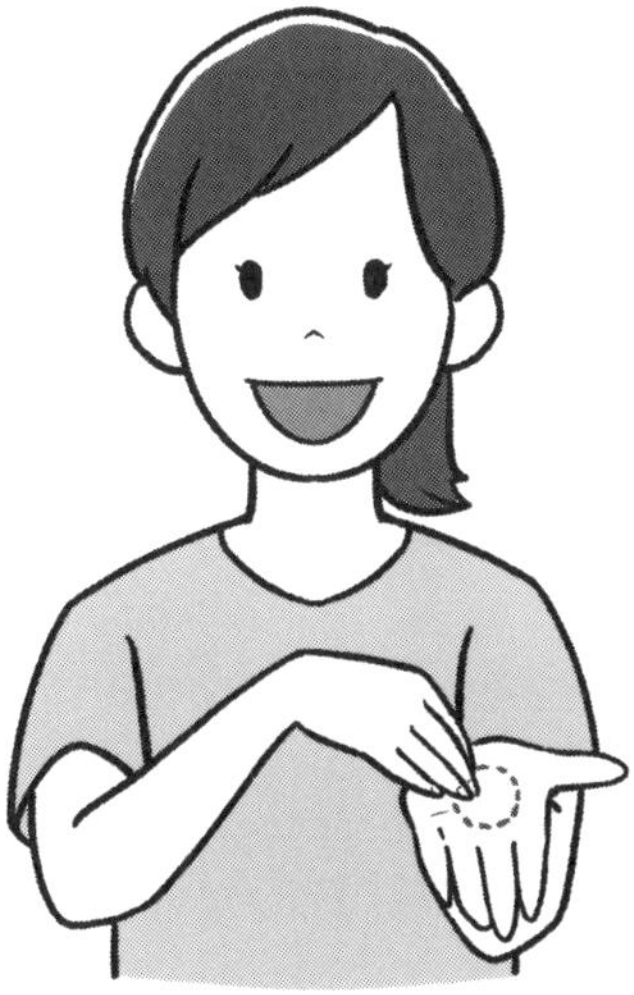

②想像以上に酸っぱい梅干しを食べたときの表情をしながら、口をとがらせて「ホホホホホ」もしくは「フフフフフ」と笑う。

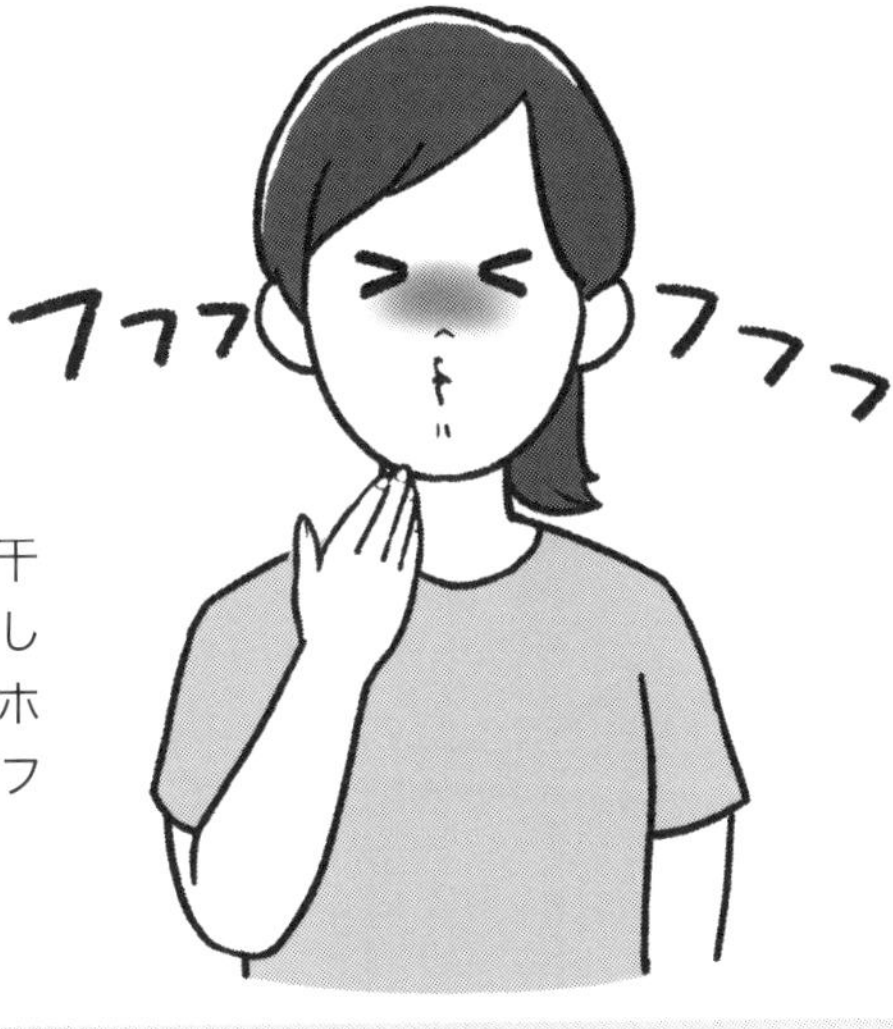

参考動画

筋力低下　7

体を支えるのに大切な下肢の筋肉を鍛えながら、腹筋や腕の筋肉も刺激し全身運動を行います。操り人形やお相撲さんになった気分で、楽しみながら筋力アップを図ります。

操り人形笑い

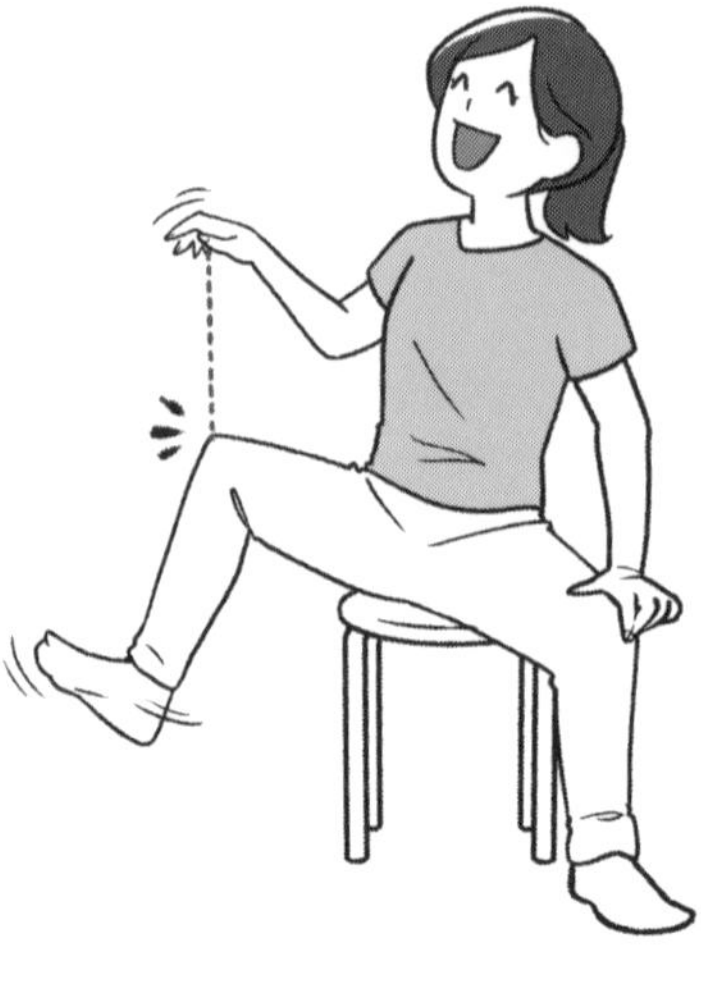

① 椅子に腰かけ、両ひざに操り糸がついているかのようにイメージをする。「ハッハッハッハッ」と笑いながら、糸を引っ張るイメージで右の太ももを左右上下に動かす。

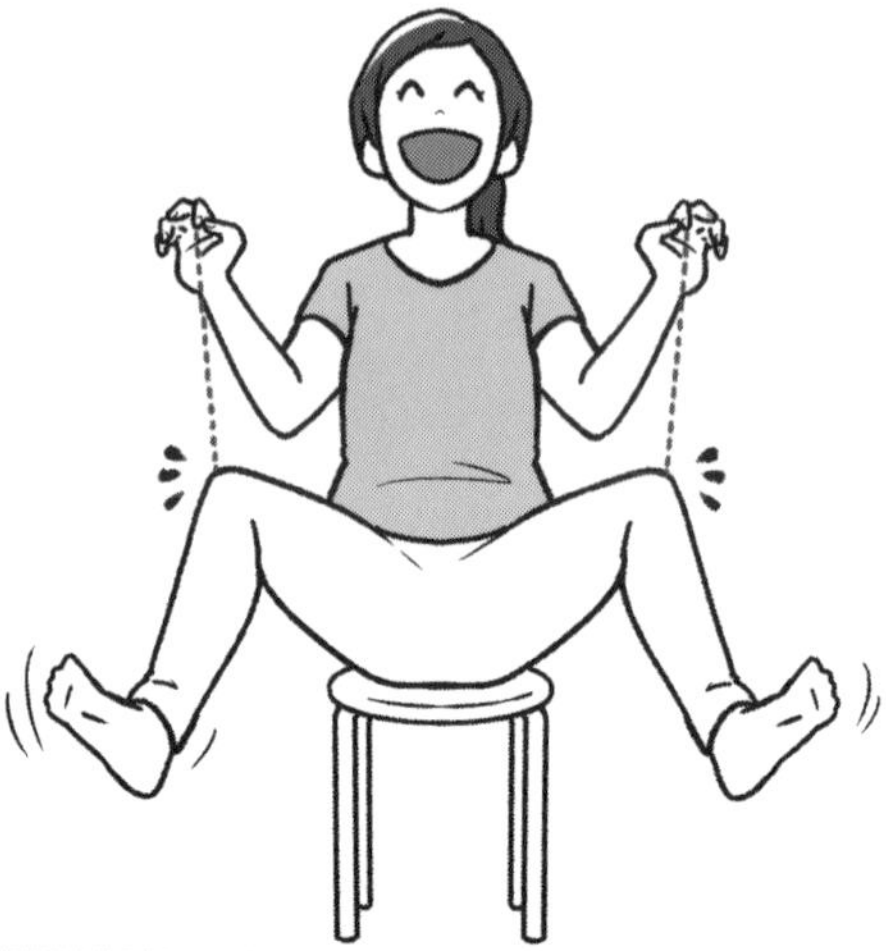

② 左足も同様に行い、最後は左右同時に引き上げる。休みを入れながら、①②を1分間ほど行う。

できるだけ足をしっかり上げて動かし、股関節を広げたり閉じたりするのがポイント

相撲笑い

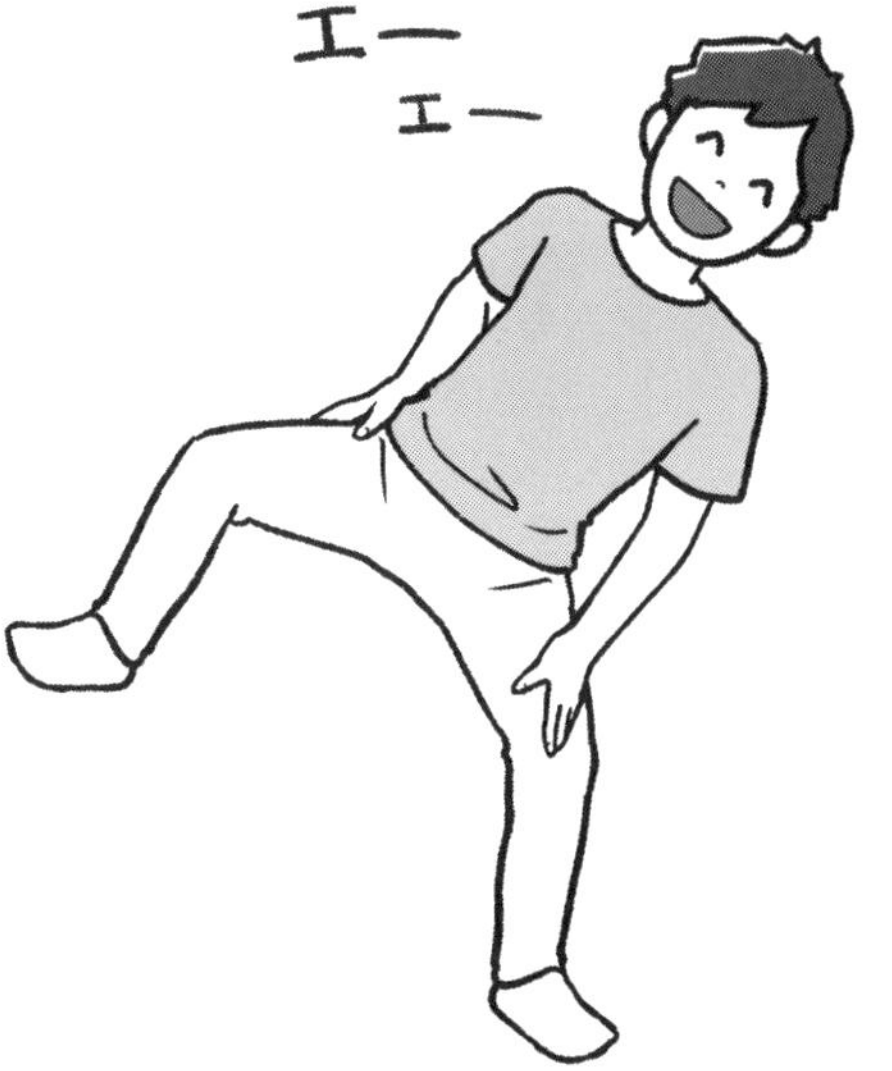

①足を大きく広げて腰を落とす。「エー・エー」といいながら左右の足を交互に上げて、四股を踏む。

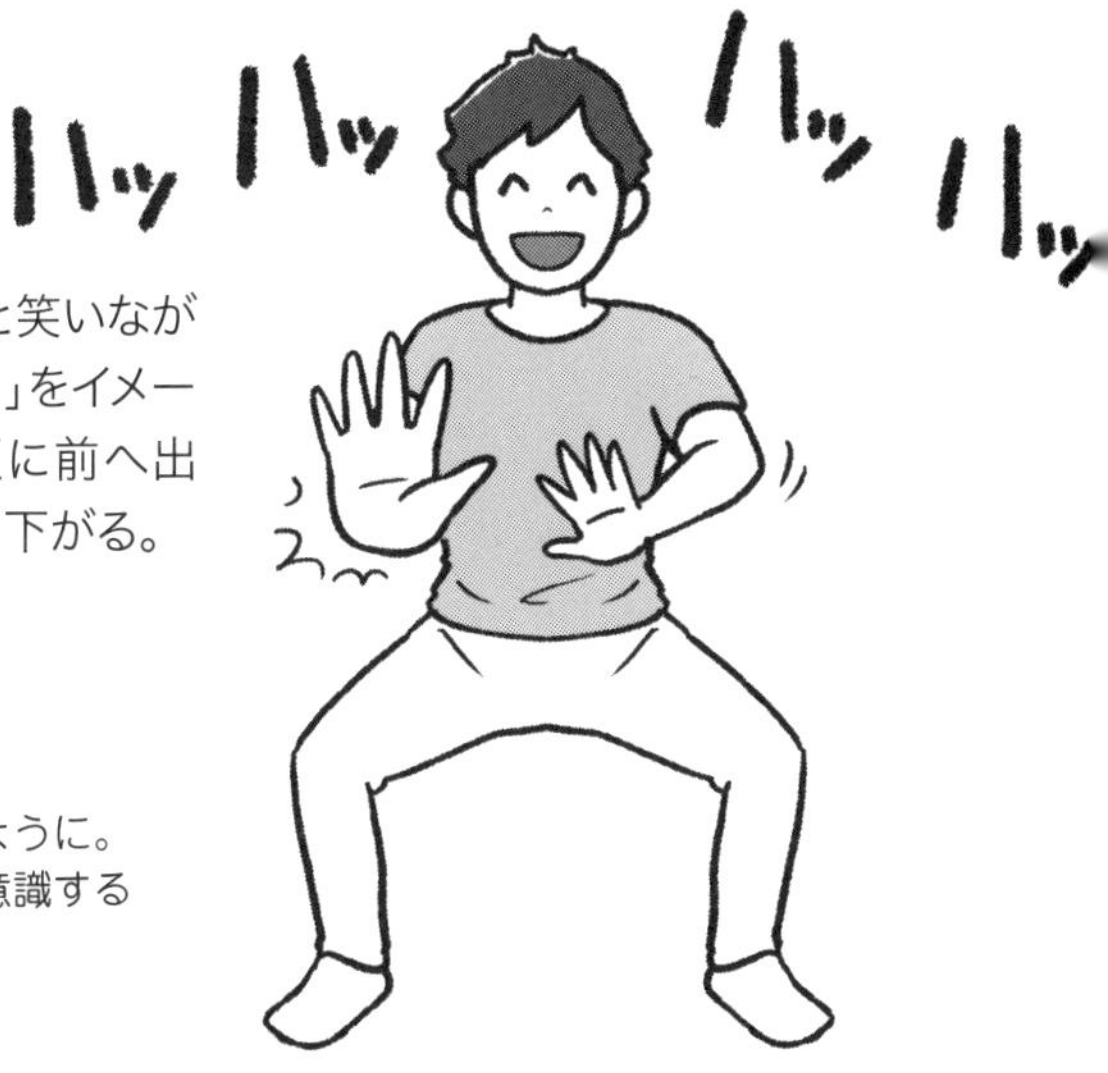

②「ハッハッハッハッ」と笑いながら、相撲の「突っ張り」をイメージして腕を左右交互に前へ出しながら数歩前に出、下がる。

相手を手のひらで突くように。
肩甲骨を動かすことを意識する

参考動画

うつ気分 8

うつ気分のときに複雑な笑いヨガはおすすめしません。シンプルな動きで、ハッハッハッハッと発声しましょう。「でんでん太鼓笑い」は力が抜けて、高いリラックス効果が得られます。

でんでん太鼓笑い

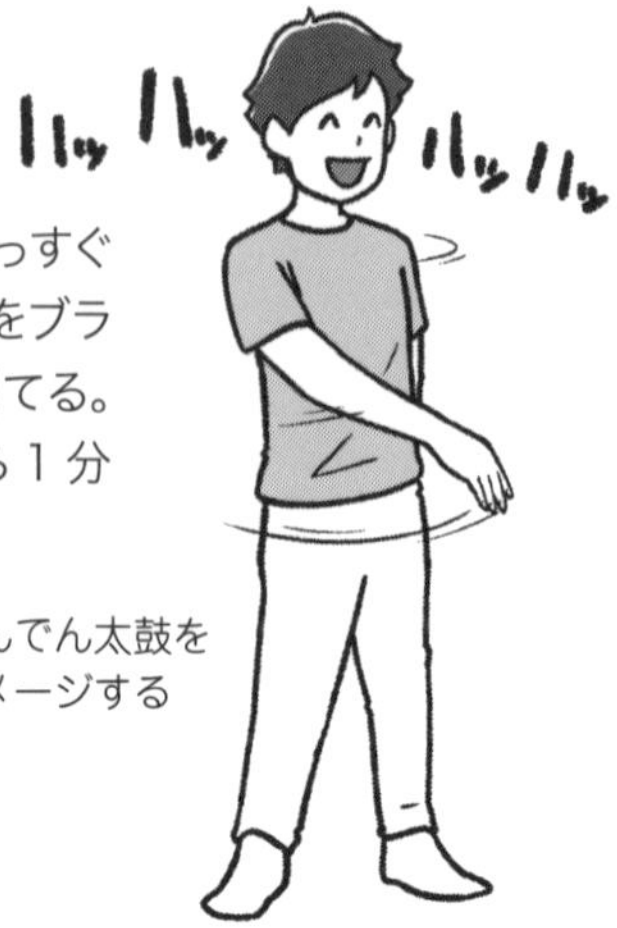

① 足を肩幅より少し広く開いてまっすぐに立ち、体をひねりながら両手をブラブラと左右に振って体に軽く当てる。「ハッハッハッハッ」と笑いながら１分間行う。

でんでん太鼓を
イメージする

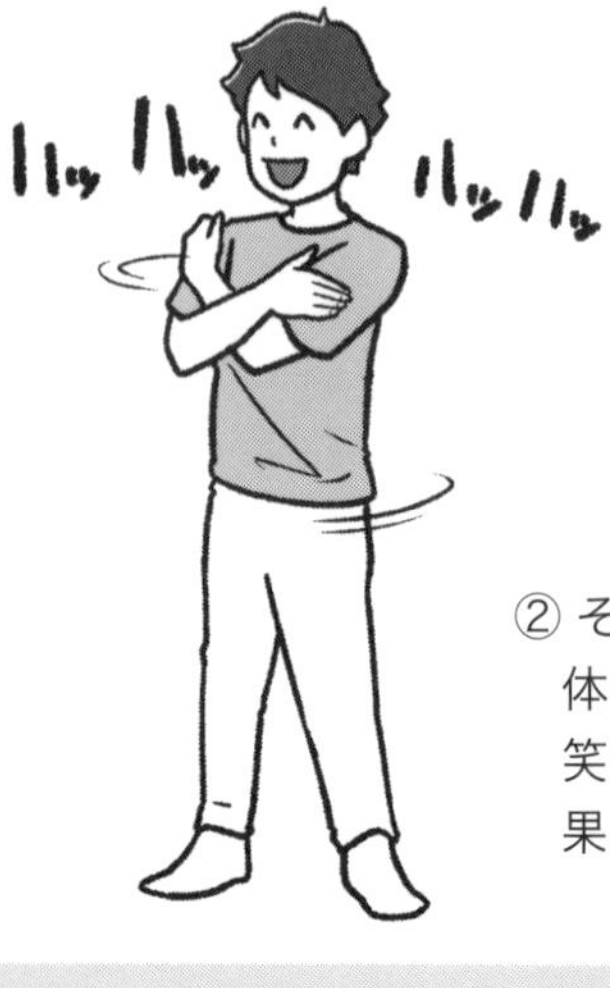

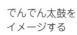

② そのまま自分自身を抱きしめて、体を左右に回転させれば「ハグ笑い」に。運動しながら癒やし効果も得られる。

携帯電話笑い

携帯電話で誰かとおもしろい話をしているつもりで「ハッハッハッハッ」と笑う。実際に携帯電話を使って行ってもよい。

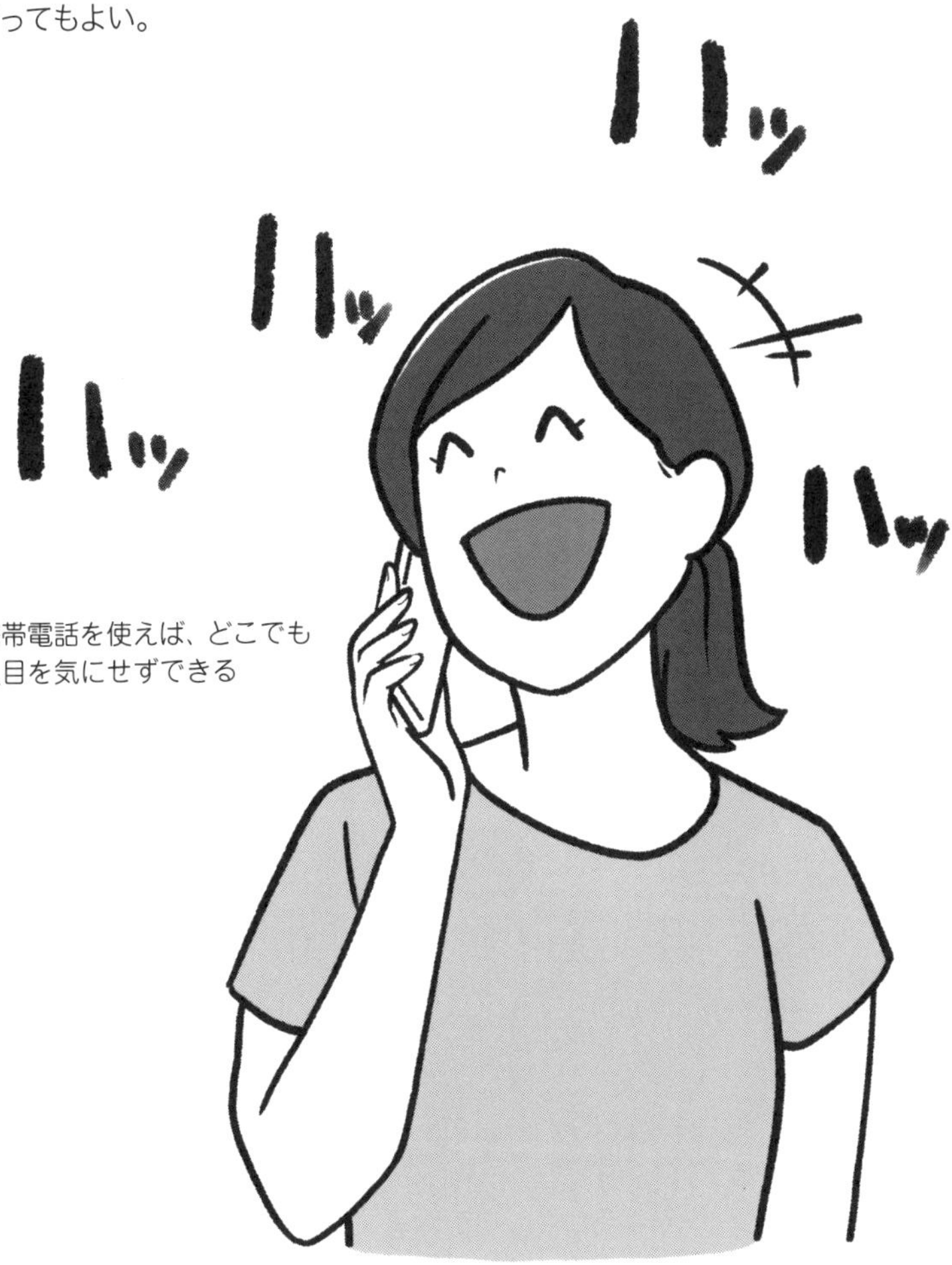

携帯電話を使えば、どこでも人目を気にせずできる

参考動画

目の疲れ 9

スマホ画面を長時間眺めるなどすると、目のまわりの筋肉の緊張が続いて、血流が滞り、目の疲れが生じます。笑いの呼吸法と頭皮マッサージや顔の体操の合わせ技で血流を促し、目をスッキリさせます。

ヘッドマッサージ笑い

頭をつかむように両手の指の腹を頭皮に当て、「ハッハッハッハッ」と笑いながら、指を動かして頭をマッサージする。

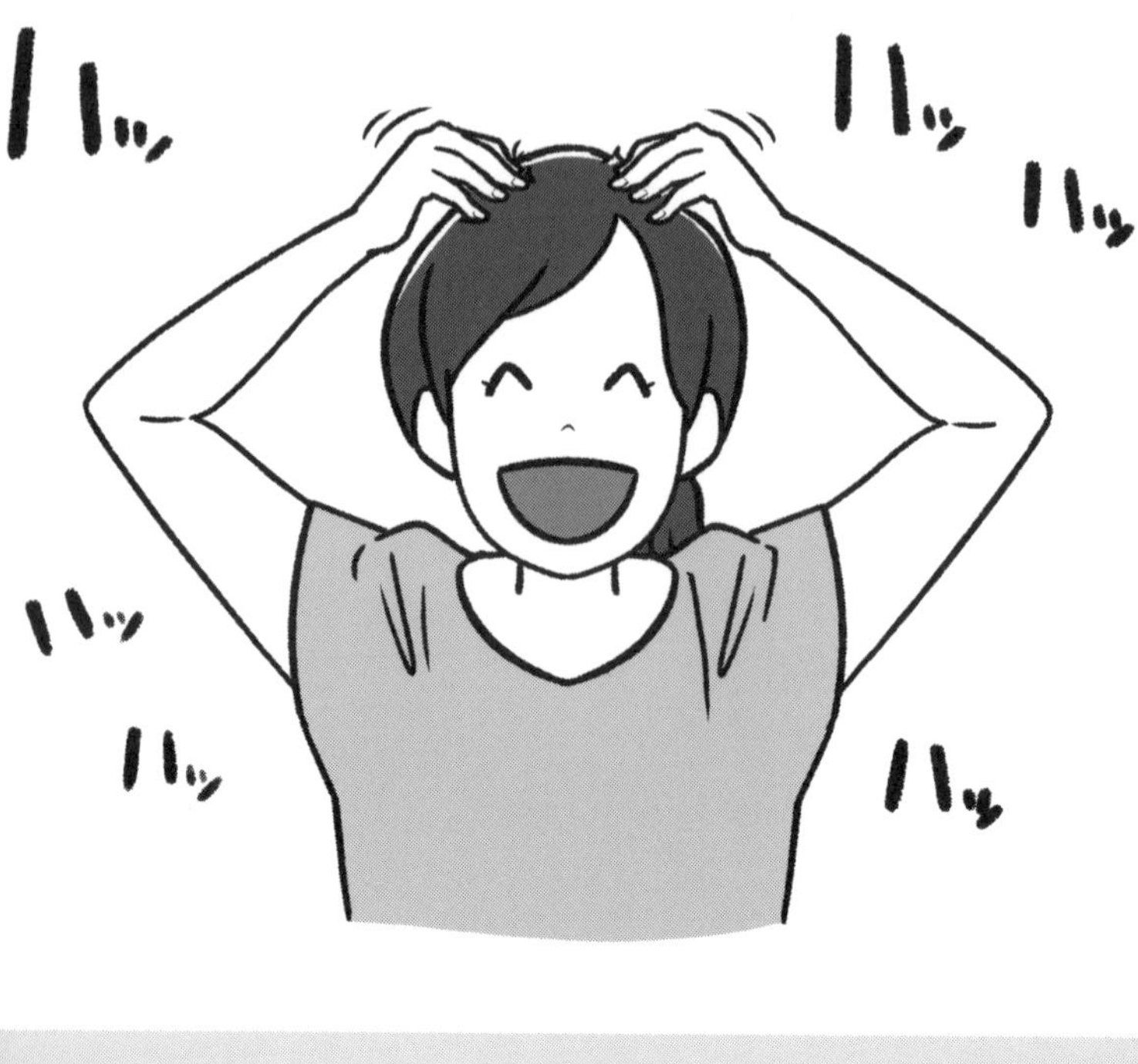

ライオン笑い

①両目をしっかり開け、頭は動かさずに上を見て、そのまま８つ数えたら力をゆるめ正面に戻す。今度は下を見て８つ数え、正面に戻す。右・左も同じように行う。

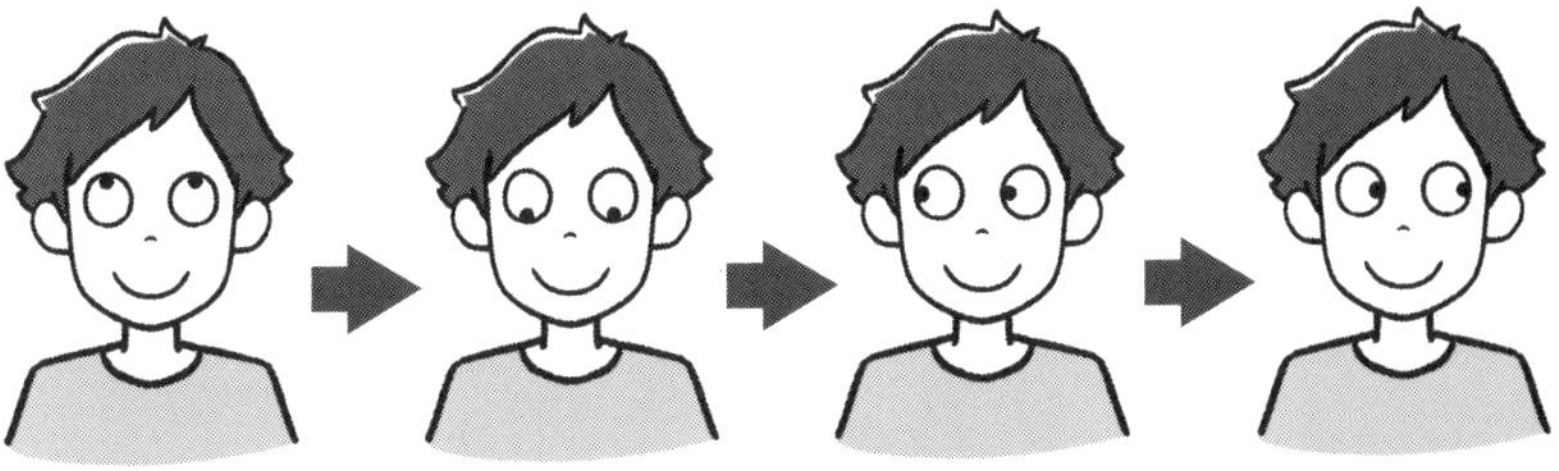

②目に力を入れギューッと閉じて開くのを５秒間ずつ３回くり返したあと、上から右回りに１回転、左回りに１回転させる。

あえて最初に強く目を閉じることで、力を抜きやすくなる

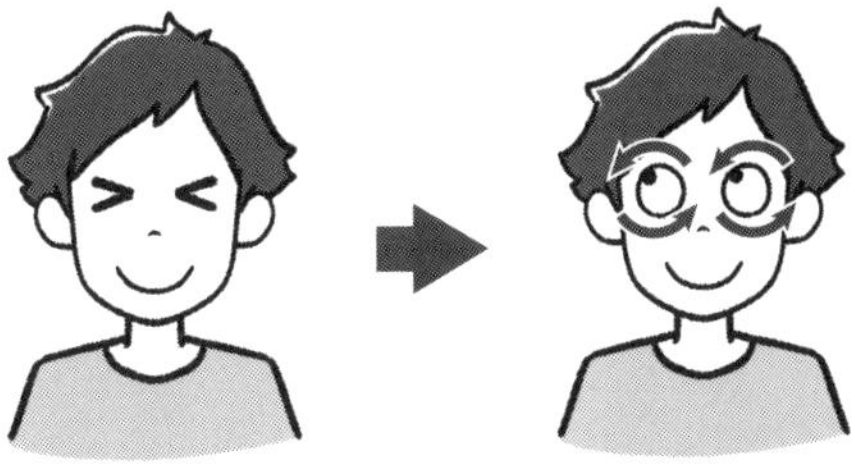

③爪を立てライオンが威嚇するポーズをとったら目を見開き舌を突き出して「ハッハッハッハッ」と笑う。②③を３回くり返す。

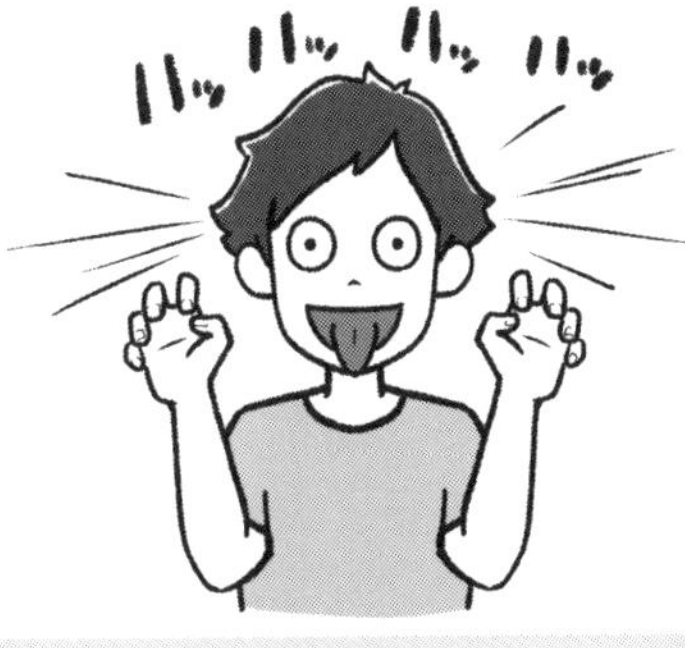

参考動画

アンチエイジング 10

しっかりとした呼吸により、高い有酸素運動効果が期待できます。また、大きな筋肉を使うことで、アンチエイジング効果で注目のホルモン、アディポネクチンの分泌が促されます。

アロハ笑い

①足を肩幅に開き、片足を前に出してまっすぐに立つ。前かがみになったところから、大きく胸を開いてバンザイをし、「アロ〜」とできるだけ長く声を出しつづける。

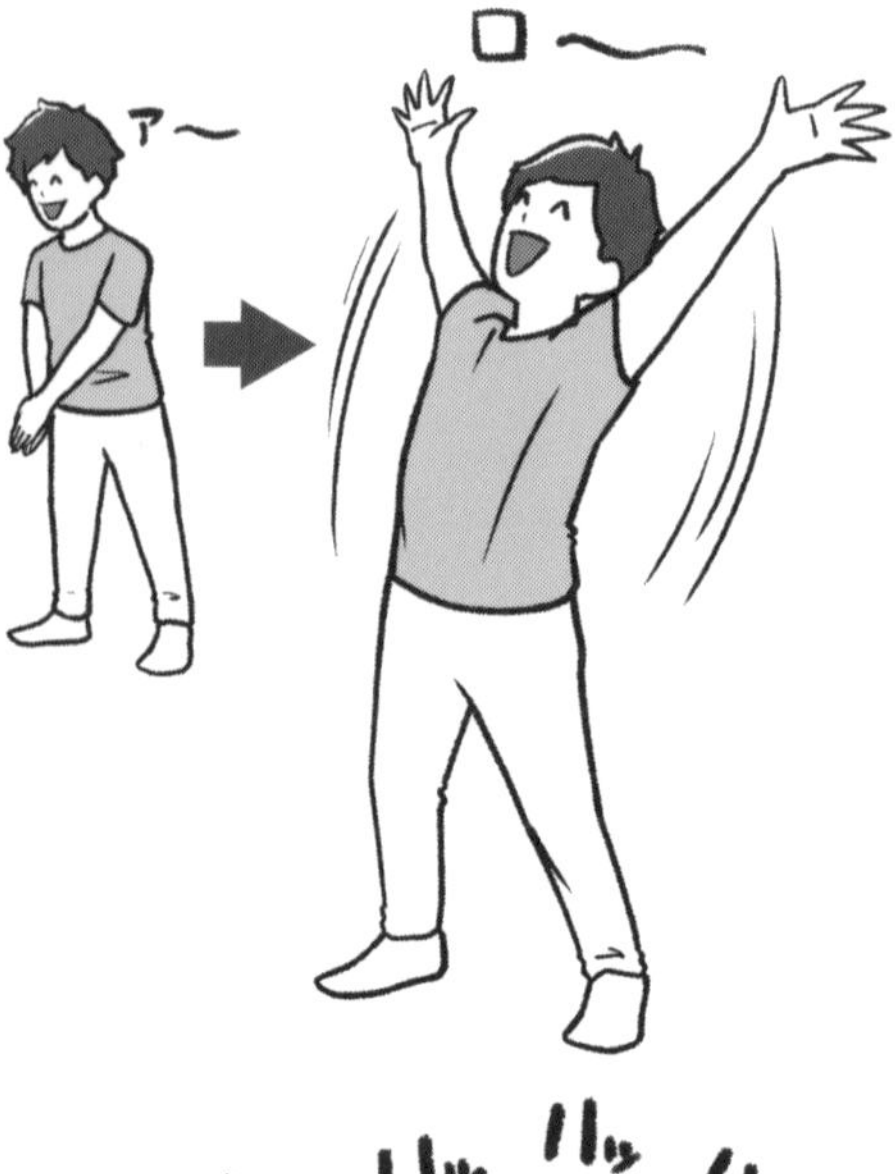

②息がなくなりそうになったら「ハッハッハッハッ」と笑いながら手を下ろし、前かがみになりながら息を吐く。これを前に出す足をかえて 2 回くり返す。

息を吐き切ることで、そのあと新鮮な空気をたっぷりと体内に取りこめる

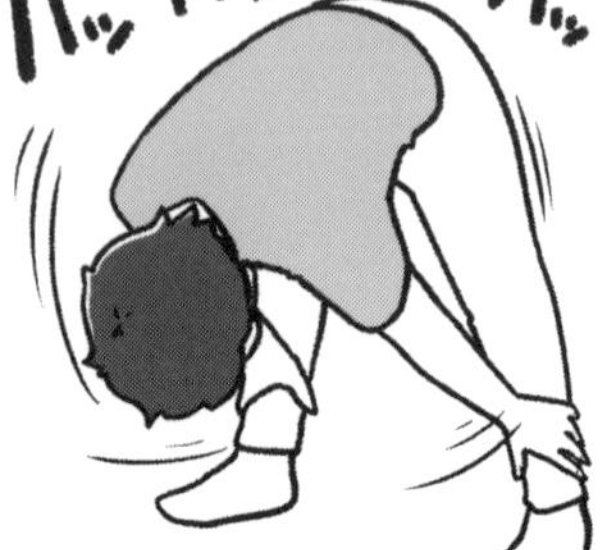

1メートル笑い

① 足を肩幅に開いてまっすぐに立つ。左手を横に伸ばし、そこに右手を重ねる。「エー」と言いながら右手を引いて、脇までスライドさせる。

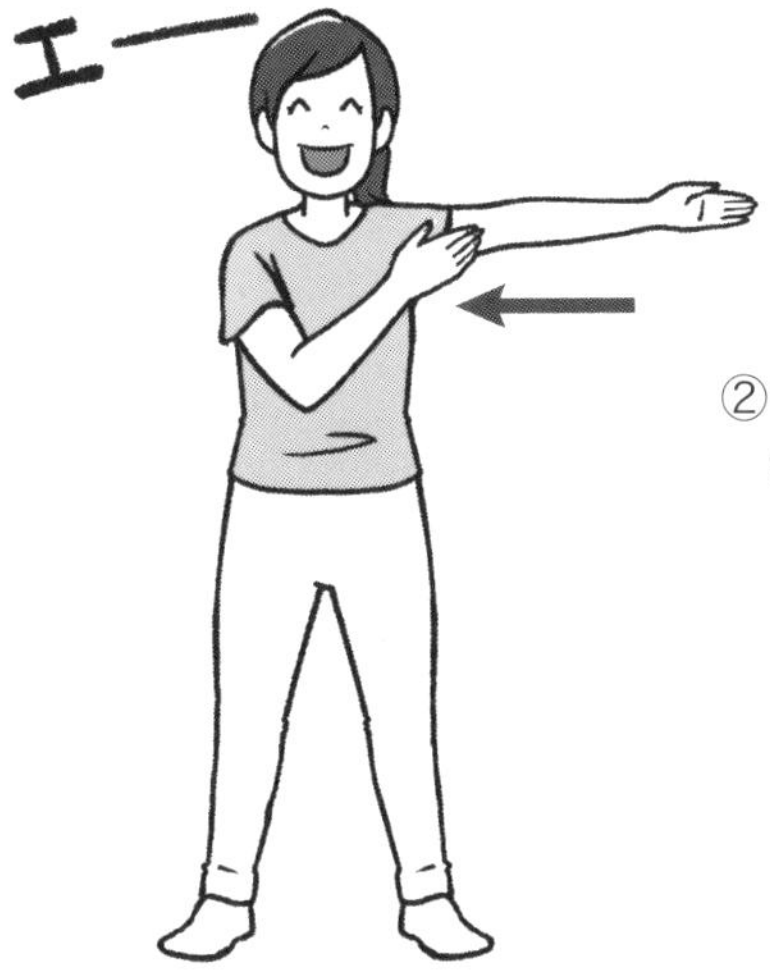

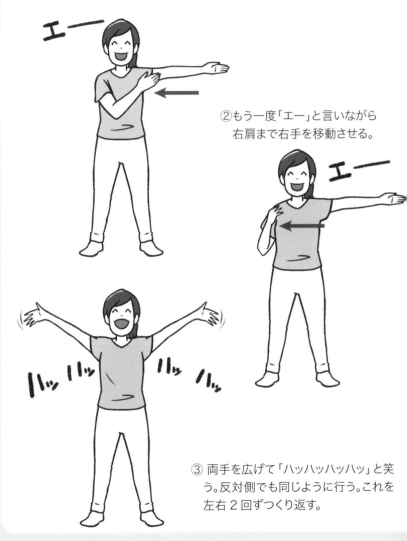

②もう一度「エー」と言いながら右肩まで右手を移動させる。

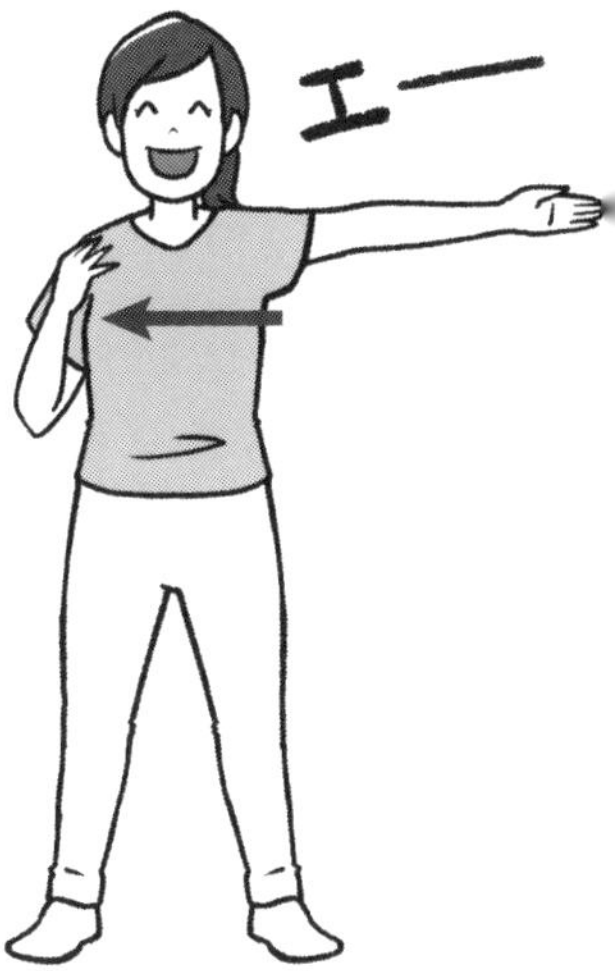

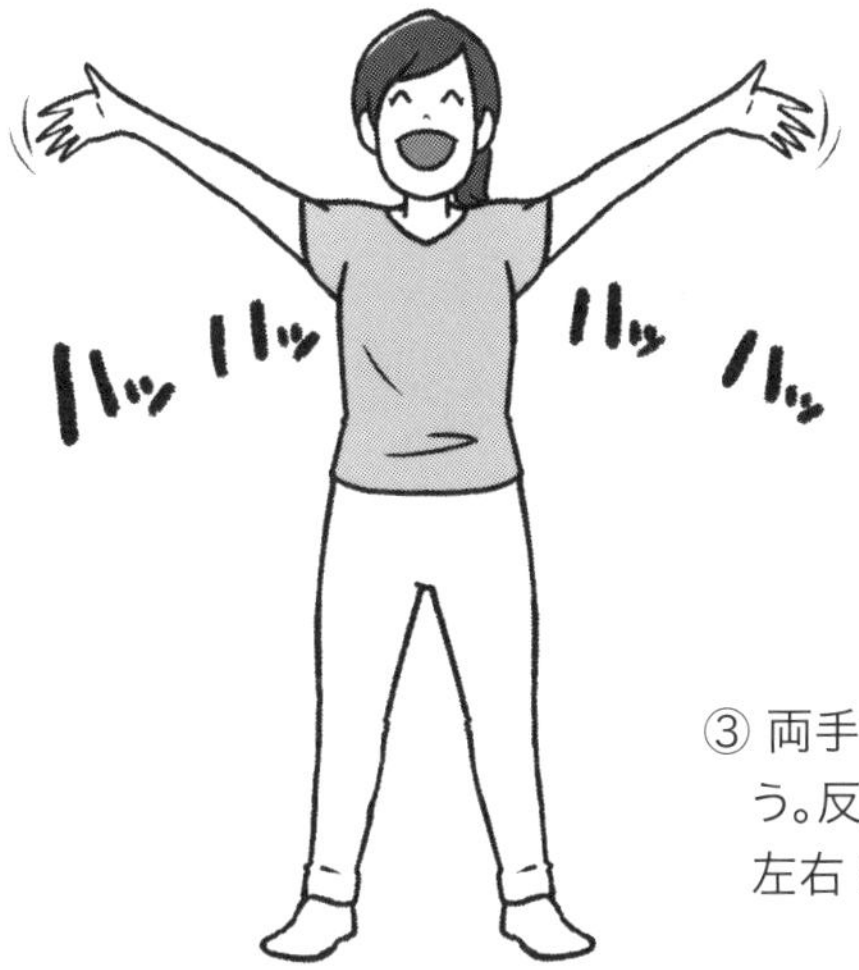

③ 両手を広げて「ハッハッハッハッ」と笑う。反対側でも同じように行う。これを左右 2 回ずつくり返す。

コラム　夫婦でラブコメを見てED克服

笑いの研究を行うときに、よく使われる映像というものがあります。ひとつは、チャップリンの『モダン・タイムス』。もうひとつは、『ミスター・ビーン』シリーズです。このふたつは定番中の定番。映像を見るだけで充分に内容を理解できるので、頭を空っぽにしてゲラゲラと笑っていただくにはぴったりなのです。ラブコメディならキャメロン・ディアス主演の『メリーに首ったけ』。お色気の要素も入りつつギャグ満載で、この作品も非常によく笑ってもらえます。

これらの映像をフル活用して行った、笑いの研究があります。

アレルギー専門医である木《き》俣肇《またはじめ》先生は、アトピー性皮膚炎患者26名にチャップリンの『モダン・タイムス』を鑑賞してもらい、その前後でアレルゲンによる皮膚反応を調べるという研究を行いました。その結果、映画を見て笑ったあとはアレルゲン反応が半分以下に有意に低下していました。

さらに木俣先生はこんな研究も行っています。アトピー性皮膚炎患者のうち、心因性の勃起障害（Erectile dysfunction：以下ＥＤ）をもつ36名に、３日間連続で、指定した映画を妻と見てもらいました。その結果、EDの症状がよくなり、男性ホルモンである血中テストステロンの値が有意に上昇したのです。

このときに用いたのが、『モダン・タイムス』『ミスター・ビーン』『メリーに首ったけ』の3作品。これらを1日1本ずつ見てもらいました。これを「パートナーといっしょに」というのが非常に大事なのだそうです。

なお、映画のかわりに「天気予報」を見てもらった場合は、アレルギー反応もテストステロン値も変化は見られなかったため、コメディ映画を見て大いに笑うことが、EDやアレルギー反応に対して有効であることがわかりました。

ただしEDに関しては、1〜3日目に映画を見、4〜6日目は効果があったものの、7日目にはもとの状態に戻ってしまったとのこと。笑いのEDに対する効果は、いまのところ3日間限定ということになりそうです。

第5章

「笑い」のこれから

「笑い」は費用対効果が高い健康法

いまでこそ、喫煙が肺がんのリスクを高めることは広く一般に知られていますが、かつては誰もそれを知りませんでした。しかし喫煙者とそうでない人の集団を調べてみたら、喫煙者のほうが何十倍もがんにかかりやすいことがわかりました。その結果、「健康のために喫煙は控えましょう」というアドバイスが行われるようになったのです。

このようにヒトの集団を対象に病気発生の因子を明らかにし、それを病気予防に生かす学問を「疫学」といいます。私はこの疫学を専門に研究を続けてきました。

病気は、予防こそが大切だと私は考えています。疫学調査によって病気のリスク因子が解明されれば、その因子を避けることで病気を予防することができる。そして予防法が広く周知されれば、知らないうちに病気が進行して手のつけられない状態になってしまった、という最悪の事態は大幅に回避できるはずなのです。

「血圧の上昇を防ぐために塩分を控えましょう」「肥満予防のために1日8000歩を目安にウォーキングをしましょう」など、**世の中には病気予防を目的とした健康法がいくつ**

も存在します。そのなかに、ぜひ「笑い」を加えていただきたいと私は思っています。

健康法というのは三日坊主で終わってしまっては意味がありません。続けることが大切です。そして長く続けるためには、「手軽であること」が大事な要素となります。

道具がいらず、誰もがいつでもかんたんに行うことができる。そしてコストがかからない。これが「笑い」という健康法の素晴らしさだと私は思っています。だから習慣化しやすいのです。**「ハッハッハッ」と笑うだけ。ウソ笑いでも効果は同じ。それでいて、場合によっては薬を上回る健康効果が確認されている。**こんな健康法、これまでにあったでしょうか。

今後「笑いと認知症」、「笑いと生活習慣病」などの研究がさらに進めば、コストベネフィットに優れた笑いは、わが国の保健福祉事業にも大きく貢献できる可能性があります。

また近い将来、たとえば糖尿病の患者さんに対する健康指導として、「糖分を控えてくださいね」「運動も大切ですよ」というコメントとともに、「大いに笑ってください」という言葉が医師の口から飛び出すかもしれません。

まさに、笑いごとでは済まされない「笑い」のパワー。そのさらなる可能性を求めて、私はまだまだ「笑い」を活用した予防医学の研究を続けていきたいと思っています。

ストレスマネジメントは今後ますます重要に

100年に一度の危機といわれる、新型コロナウイルス感染症の世界的大流行（パンデミック）も丸3年を迎えました。人類の歴史のなかでパンデミックは何度も起きていますが、ここまで長引くのは非常にめずらしい。およそ100年前に大流行したスペイン風邪も、大きな波は2年ほどで収束しています。

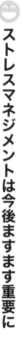

ウイルスとの闘いは人類が誕生したときから始まっています。そしてこの先も、その闘いから逃れることはできないでしょう。自然災害の危機だってもちろんあるわけです。そんななかで、どうやって毎日を楽しく生きていくか。これは私たちに突きつけられた大きなテーマではないでしょうか。

現実を変えることはできなくても、心の持ち方は自分の意識次第で変えることができます。そして社会情勢が刻々と変化するなか、ストレスマネジメントは今後ますます重要になってくるでしょう。そのために本書では、ストレスとは何かという部分からストレスが体に与える影響、そして笑いがストレスを解消させるメカニズムまでを詳しく解説させていただきました。

ストレスを完全になくすことは不可能です。ストレスはあっていいのです。日々の暮らしでストレスがあるのは、むしろ正しい生体反応といえます。ですからそれを受け入れて、どうせなら、笑って過ごしましょう。そんな気分にならないよ！　という方は、ぜひ笑いヨガから始めてみてください。

そして笑いはストレス解消に効果的ですが、心が沈んでいるときに無理に笑えとは言いません。泣きたければ思い切り泣いてください。

大切なのは、感情をためこまないこと。そして、困ったら人に相談すること。シンプルですが病気にならない秘訣です。

「笑医セラピスト」の誕生

病院というと静かでどこかひんやりとしたイメージをもたれる方が多いと思いますが、最近は日本の医療施設も少し変わってきています。医療の現場に「笑い」を取り入れる病院が増えているのです。約８００床のベッド数をもつ茨城県土浦《つちうら》市の総合病院、土浦協同病院もそのひとつです。

「笑医塾」を主宰する高柳和江《たかやなぎかずえ》氏との出会いを機に、当時院長を務めていた藤原秀臣《ふじわらひでおみ》名誉院長が「笑医《わらい》セラピスト研修」なるものを２０１１年にスタートさせました。目的は、笑いや癒やしを通じて患者さんの自然治癒力や免疫力を引き出し、医療の質を高めることです。

この研修によって、患者さんを元気づけ、自然に笑顔を引き出せるような対応や言葉のかけ方を身につけた職員は「笑医セラピスト」として認定されます。対象は医師、看護師、栄養士、薬剤師などさまざまで、スタート時点で職員約１２００人のうち約３００人が研修を受けたといいます。また、本制度の導入を機に、リハビリ職員の服装も白衣から花柄などカラフルなものに変えました。

その結果、笑医セラピストの訪問を受けた入院患者さんからは、「看護師さんに話しかけやすくなった」「手術の回復が通常よりも早く感じる」「いつもより薬の効き方が良かった」といった反応が見られ、「患者さんに笑いを届けることで、自分自身も明るくなりました」など職員のモチベーションアップや充足感にもつながっているようです。

一方、「医者もできる噺家」として知られるのが、中央群馬脳神経外科病院の理事長を務めていた故・中島英雄《なかじまひでお》医師です。中島先生は脳卒中や脳梗塞の患者さんの治療にあたる専門医であると同時に、１９８６年に十代目桂文治《かつらぶんじ》師匠より初代「桂前治《かつらぜんじ》」の名前を授かった落語家。同病院の特設会場で自ら高座に上がるほか、毎回ゲストを招いて月に一度の「病院寄席」を開催していました。残念ながら中島先生は２０１２年に亡くなりましたが、その遺志を継いで病院寄席はいまも続いているようです（２０２０年５月以降は休止中）。

笑うことは脳の働きを高め、脳疾患患者のリハビリになるのではないか、そして患者さんの家族への癒やしにもなるだろうと考えて始められたこの病院寄席。中島先生によると、患者さんの回復度は高座から見るとよくわかるそうです。状態が思わしくないときはどんなにおもしろい話をしても反応がないのですが、回復するにつれて反応が早くなり、表情も豊かになってくるといいます。

先生は落語を聞いてから笑いが起きるまでの一連の流れを、次のように解析しています。「落語を聞いているときは、耳から入る言語情報を分析し、それを視覚的に想像し、さらにそれを自身の経験や考えと照らし合わせて笑いのパターンに当てはめる。このストーリーを踏まえて、オチで『なるほど』となり笑いが起こる」と。

短時間にこんなにも複雑で高度なことをしているわけですから、確かに落語は脳機能回復のトレーニングになるわけです。

「笑い」の医学的効果に着目した医師らの活動によって、全国で徐々に広がりを見せている「笑い」を取り入れた医療。コロナ禍では、ウェブで寄席をライブ配信しているクリニックもあったようです。

大阪・関西万博と笑いプロジェクト

一方、地方自治体でも「笑い」を健康づくりに生かす取り組みが行われています。ここでは大阪府、福井県、愛媛県の例をご紹介します。

２０２５年開催の大阪・関西万博に向けて、まさにいま私がプロジェクトアドバイザーとして携わっているのが、「10歳若返り」プロジェクト。大阪府の寿命データを見ると、亡くなる前の10年間は多くの人が病気や体の衰えによって、何らかの不自由を伴う生活を送っていることがわかります。そこで生涯を通じて元気でいきいきと暮らせるよう、大阪・関西万博を機に大阪府が主体となってこのプロジェクトが立ち上がりました。

10歳若返りプロジェクトでは、

①運動、笑い、音楽
②口の健康、食
③認知症予防
④アンチエイジング
⑤企業の取組み促進
⑥生きがい、やりがい
⑦いのち輝く未来のまちづくり

という7つの分野に沿って、企業や研究機関、市町村などがさまざまな取り組みを紹介しており、私は「運動、笑い、音楽」において、笑いが心身の健康にもたらす効果について講演やモデル事業を行ったり、人気芸人さんとともに動画で「笑いヨガ」を紹介したりしています。大阪府八尾《やお》市で高齢者に笑いヨガを週に1回、10週間体験していただいた結果、参加者の腹部肥満、握力、精神的な生活の質が改善しました。

笑いの本場といわれる大阪では、これまでにも趣向を凝らした企画で「笑い」を健康づくりに取り入れてきました。なかでも反響が大きかったのは、2004年に実施した大阪府大東市《だいとうし》「大東ダイナミックプロジェクト」。半年で参加者が倍増したほか、70歳以上の1カ月あたりの医療費が23％減少、通院日数も8％下がるという輝かしい実績を残しました。

一方、「笑い」という言葉を政策公約（マニフェスト）で取り上げたはじめての都道府県は、福井県です。福井県では、笑いやユーモアを心と体の健康づくりに活用するため、2007年度から「笑いと健康」推進事業に取り組んでいます。

具体的には、「笑い」と健康に関する研究を行っている医師や有識者を招聘《しょうへい》して、保健・福祉・医療従事者らを対象とする研修会を開催したり、関西大学文化会「落語大学」（略して「落大」）の学生を県内の福祉施設に派遣して、「落語」で笑いを提供するといった活動をしています。

そして最後にご紹介するのは、愛媛県新居浜市《にいはま》。新居浜市では「笑い」を介護予防推進事業に取り入れており、2008年3月に第1回「笑いサミット」が開催されました。

このとき特別講演を行ったのは、「元気で長生き研究所」所長であり「日本笑い学会」

の副会長も務める昇幹夫医師。その後、「笑って元気なまちづくり」をテーマに、「笑い」の研究者らと新居浜市長によるパネルディスカッションが行われました。そしてパネルディスカッションの最後には、座長を務めた財団新居浜病院副院長（現・豊岡台《とよおかだい》病院院長）の枝廣篤昌《えだひろあつまさ》医師の提案により、「新居浜市長は市民の前で話をするときには、１回は笑いをとる」ということが宣言されました。

ある催しで乾杯の音頭をとるために新居浜市長が指名されたときのこと。当時の市長は壇上で開口一番、こう言い放ちました。「私のモットーは、挨拶は短く、任期は長く、でございます」。会場に大爆笑をもたらしたことはいうまでもありません。

認知症、介護予備軍の「おひとりさま」

若い人ほどよく笑う。
家族が多いほど笑いは増える。
日本では男性よりも女性のほうが笑う。

「笑い」にはこのような傾向があることを本書でお伝えしてきました。そうなると、もっとも「笑い」が少ないと考えられるのはどんな人たちでしょうか。そうです、独身の高齢男性です。

２０１５年の国勢調査をもとにした推計によると、男性のおよそ４人に１人が生涯未婚で、その率は増加傾向にあるといいます。ズバリ、この方たちが将来の認知症、介護予備軍です。**ふだんほとんど笑わない人は、ほぼ毎日笑っている人と比べて2倍以上も認知機能が低下しやすい**のです。また、孤独・孤立・孤食による運動不足、ストレス、肥満や低栄養、多量の飲酒や喫煙は、生活習慣病の原因にもなります。

ちなみに、**経済的に恵まれていると「笑い」は増える傾向にありますが、ひとり暮らしの場合はそれほど増えません。**一方、**経済的に困窮していたとしても、男性は妻と暮らすことで「笑い」が倍ぐらいになります。**

一方、女性はどうでしょう。平均寿命が男性よりも長い女性は、高齢になってからひとり暮らしになる可能性が高くなりますが、女性と男性では人づきあいの仕方が違います。

女性は趣味のサークルで友だちをつくったり、スーパーの店員さんと他愛のない会話を楽しむなど、人間関係をつくるのが得意な人が多いようです。しかし男性は、会社人間であった人ほど地域に友だちがなく、肩書きなどのプライドが邪魔して退職後に孤立しやすい傾向にあります。

では、友だちがいない、地域社会にも溶けこめない高齢おひとりさま男性は、どうしたら「笑い」を増やせるでしょうか。

ひとつはオンラインを活用して人とつながることです。第一歩として、英会話や料理などのオンラインレッスンに参加してみてはいかがでしょうか。実際に教室へ出向くよりもずっとハードルは下がりますし、モニター越しではありますが、先生やほかの生徒とのつながりが生まれ、自然に「笑い」が増えるでしょう。

また、条件が許せばペットを飼うことをおすすめします。なかでも犬は散歩をねだりますから、必然的に外に出る機会が増え、自分自身の運動にもなります。そしてペットを連れて歩いていると、人から声をかけられやすいものです。

よく犬を連れている人同士が道端でおしゃべりをしていますよね。はじめて会う人でも犬を介せば自然に会話ができます。さらにペットがそばにいることで孤独感が軽減される、癒やされるという心理的なメリットが得られ、日々の世話をすることで責任感や生活のハリも出てきます。

もっとも、動物が苦手だという人は無理をして飼わないでください。ストレスがたまりかえって「笑い」が減る可能性があります。

「笑い」は伝染する

ピエロの顔が描かれた手のひらサイズの袋を指で押すと、けたたましい笑い声が飛び出す「笑い袋」をご存知でしょうか。

これはアメリカ向けに製造されたのち1970年に逆輸入され、日本で大ヒットしたジョークグッズで、ワーハッハという豪快な笑い声を聞くと無性におかしくなり、こちらも笑ってしまうのです。

この「つられ笑い」は、テレビのバラエティ番組などでも活用されています。司会者のトークの合間にスタッフの笑い声をあえて入れたり、番組の収録会場に「笑い屋」と呼ばれる笑いのプロが呼ばれる場合もあるといいます。

わざとらしい笑いには賛否両論があるものの、あの笑い声によって視聴者の笑う回数が増え、見た人は番組をよりおもしろく感じるのだとか。さらに、笑い屋さんによると、最初はウソの笑いでも、笑っているうちに本当におかしくなって笑いが止まらなくなることもあるそうです。

そうです。「笑い」は伝染するのです。ですから**笑って過ごしたければ、よく笑う人のそばにいるのも一案**です。ちなみに**自分自身は笑わなくても、「笑い声」を聞くだけでストレスが解消されるという**データも出ています。学生90人を対象とした研究では、ストレスを与えたあとに5分間笑い声を聞くことによって副交感神経が優位になり、リラックス効果が見られたといいます。

また、いわゆる発声を伴わない「笑顔」も伝染します。これが「ミラー効果」と呼ばれるものです。人間の脳の中には「ミラーニューロン」という鏡のような役目をする場所があり、笑いかけた相手のミラーニューロンには、自分の笑顔がしっかりとキャッチされる。すると相手は同調して笑い返すのです。エレベーターで乗り合わせた人にニコッと微笑まれると、思わずこちらも口角が上がるのはそのせいです。

ところで、笑いやユーモアが少ないといわれる日本の組織ですが、近年は従業員の幸福感を高めて業務の生産性を上げるというウェルビーイング経営が注目され、社内研修に笑いのプログラムを採用する企業が増えているようです。

笑うことは個人の体や心によい影響を与えるだけではありません。**笑いは人を介して増えていくため、そのポジティブな作用は地域や職場といった社会に大きく広がる可能性も秘めている**のです。

コラム 「絵文字」にも「笑い」の効果がある!?

親しい人とのメッセージのやりとりで、いまや当たり前のように使われている絵文字や顔文字。

ビジュアルのない文字だけのメッセージの場合、決して怒っているわけではないのに、相手にネガティブな印象を与えてしまうなど真意がうまく伝わらないことがあります。しかしそこにニコッと笑っている絵文字がひとつ加わるだけで、ぐっと印象がやわらぎます。

私が教えている学生たちが、「メッセージを送信する際に笑いの顔文字を入れると、相手の反応はどうなるか」という研究をしたことがあるのですが、文字だけを送るよりも、笑っている顔文字を入れたほうが受け取る側の反応はよくなるという結果が出ました。

また、アメリカではこんなユニークな研究が行われています。

レストランでの会計時に、〝Ｔｈａｎｋ ｙｏｕ〟というメッセージに笑顔のイラストを添えた伝票をお店の人が差し出しました。すると、お客さんからのチップが通常よりも多くなったというのです。笑っているイラストと、感謝の言葉を目にすることでお客さんの気持ちがポジティブになり、お店に対する好感度が上がったのではないでしょうか。

相手が笑うとこちらも笑顔になる。笑いや笑顔のミラー効果は、どうやらイラストや顔文字でも得られるようです。「最近ちょっと笑顔が少ないかな」と思う家族や友人にメッセージを送るときは、さりげなく笑いの顔文字を添えてみるのもいいかもしれません。

おわりに　～笑うという行為が、その人の中身を変えていく～

笑いヨガの教室に、奥さまと参加された70歳代の男性がいました。かろうじて参加者の輪に入ったものの、ご本人はまったく乗り気ではない。ヨガが始まっても厳格な表情のまま、ただ体を動かしていました。

聞くとその男性、数年前に脳梗塞を患って軽い麻痺が残り、家に閉じこもりがちになったとのこと。そこで、近所に笑いヨガが体験できる場所があることを知った奥さまが、「笑いは高血圧や糖尿病にもいいらしいわよ」とご主人を半ば強引に誘い出し、夫婦で教室に参加されたというわけです。

はじめはまったく笑わなかった男性ですが、周囲に導かれるように少しずつ笑う回数が増え、やがて自然な笑いがこぼれるようになりました。そうして笑いヨガ教室に通いつづけ基本の体操をマスターすると、驚きの言葉が男性の口から飛び出しました。「次回からはボランティアとして参加したい」と申し出てくれたのです。

男性は笑いヨガを行っている時間、人生でいちばん笑ったといいます。人前で歯を見せることがよしとされなかった世代。ご自身のなかで葛藤もあったことでしょう。しかし、「これから先の人生が20年あるとして、むすっとして生きるのと笑って生きるのではどちらがいいだろう」と迷った末、彼は笑って生きることを選んだのです。

男性はその後、養成講座に通って笑いヨガリーダーの資格を取得。地域で笑いヨガを広める活動を行っているそうです。男性の決断はまた家族の幸せにもつながりました。「笑いヨガに出合ってから、夫は180度生き方が変わりました」という奥さま。いまでは家でも笑いが絶えないといいます。

性格が明るくて前向きな人がよく笑うというのは、誰もが理解できます。

しかし、逆もまたありきなのです。**よく笑うから性格が明るくなってくる。笑うという行為が、ポジティブな感情を引き出してくれる**のです。

事実、笑いヨガを始めて性格が変わったという声は多く、笑いヨガリーダーのなかにも、自らのうつを笑うことで克服したという人が数多くいます。

しかし、なかにはどうしても人前で笑えないという人がいます。男性に多いのですが、知り合いに連れられて笑いヨガ教室を訪れたものの、エクササイズが始まったとたんに「あー、ちょっと無理」と拒絶反応を示す人。2、3回トライしてもやはり笑えないという場合は、残念ながら笑いヨガを継続するのは難しいでしょう。ただ、「笑いヨガがどうして肩こりによいのか」といった理論的な背景がわかると、そこからスイッチが切り替わって笑いに対して前向きになれる方がいるのも事実で、こちらも男性に多いパターンです。

もちろん笑うという健康法にも向き不向きがあるわけで、**笑いたくない人が無理に笑うのはかえってストレスになりますし、逆に「笑えばすべてが解決する」と楽観的すぎるのも困ります。**笑ったら何もかもがうまくいくかというと、決してそうではありません。**あくまでも健康法のひとつとして笑いがある**ということです。そこはすごく大事なところで、笑いを盲目的に信じてしまうと、自分の病気を過小評価することにもつながります。

たとえば、がん検診を受けたら、そのデータを客観的に見ることです。そしてあまりよくない結果が出た場合、くよくよと気にするよりも、「この数値なら何とかなる」と前向きになったほうが病気にはプラスに働く可能性がある、という考え方程度にとどめてほしいということです。

笑いを活用することで難病を克服したアメリカのジャーナリスト、ノーマン・カズンズ氏も自らの著書『続 笑いと治癒力 生への意欲』（岩波書店）のなかでこう述べています。「私は世の中の人に、重症の病気を克服するには、よく笑えばいいのだぐらいに軽く考えてほしくない。私はＶＡ病院を訪れたときに指摘したように、あらゆる積極的情緒の重要さの一例として笑いを取り上げたのだ」と。

笑いは医学的に見ても、私たちの想像をはるかに超えたパワーを秘めています。しかし、笑うことで病気の進行を巻き戻せるわけでも、がんを治せるわけでもないでしょう。

また、笑いにまったく副作用がないというわけでもありません。

笑いは運動ですから、通常の運動で起こるような作用が発生する可能性はあります。これまでの報告でいうと、笑いすぎて心筋梗塞になった人がいます。あとは気胸。肺に穴が開く状態です。これらを充分に理解したうえで、日常生活において笑いを上手に取り入れていただきたいと思います。

笑いに関する講演会では壇上でハッハッハッと豪快に笑い、どちらかというと根がプラス思考ということもあり、インタビューなどで「そのポジティブさはどこから来るんですか」と聞かれることがあります。しかしこんな私にも、深く落ちこんでうつ状態になっていた時期がありました。

それは大学1年生の頃です。医師になるために勉強をして医学部に入ったものの、いざ大学生活が始まると退屈な一般教養の授業ばかりで毎日がおもしろくない。勉強に意欲がわかず、定期試験にも何度か落ち、彼女には振られ、しまいにはオートバイの無免許運転で捕まるという、絵に描いたようなどん底状態が訪れました。

何をやってもうまくいかずにくさくさし、いっそ学校を辞めてしまおうかと考えていたとき、あまり気の進まない社会学の授業に、ひさしぶりに出てみました。

その授業は竹川先生という女性教授が担当していたのですが、授業が終わって部屋を出ようとする私に向かって先生がこう言ったのです。

「大平君が来ると、なんか場がすごく明るくなって和《なご》むね」

その瞬間、目の前のもやがサーッと晴れていくのを感じました。

道化師で女の子に振られてばかりのダメな男だけど、こんな自分を認めてくれる人がいる。このキャラクターが人の役に立つこともあるんだ。

先生が何気なく放った言葉で私は自分を肯定することができ、そこから何かあってもポジティブマインドで乗り切れるようになったのです。まさに私の人生を変えた一言でした。

かつては「無病息災」といい、病気をまったくせずに健康でいることがよしとされました。しかしいまは「一病息災」といわれるように、ひとつの病気をもつことによって健康に気をつけ、違う病気にならずに過ごせるという考え方があります。

病気にならないに越したことはありません。しかし大病を患った方の多くが負の側面ではなく、「病気を機に新たな人生が始まった」「病気になってはじめて気づいたことがある」と口にするのです。

このように、**もしも病気になったら過去を深追いせずに、「この程度で済んでよかった」「これもひとつのチャンスだ」と前向きにとらえる。**これが理想的な病気との向き合い方だと私は思っています。

恐れるべきは病気や困難そのものではなく、そこに不安を抱えながらストレスフルに生きることです。今日を少しでも楽しく健康的に生きるために、そして周囲の人たちに明かりと癒やしを届けるために、発想を転換していきましょう。「笑い」は、必ずやみなさんの人生において大きな力となってくれるはずです。

最後に、本書制作について企画・編集をご担当いただきました、さくら舎の中越咲子様、そして本文作成のご支援をいただききました、ライターのふじかわかえで様には1年以上にわたってお世話になりました。この場をお借りして感謝申し上げます。また、本書を執筆するにあたり、日本笑いヨガ協会の高田佳子先生には、笑いヨガの監修及び動画の作成に多大なるご支援を賜りました。深く感謝申し上げます。笑いに関する研究は多くの大学、研究施設、病院、自治体、地域住民の皆様のご協力により実施されています。関係機関の皆様に厚く御礼申し上げます。さらに、福島県立医科大学のスタッフには研究全般にわたり、いつも支えてもらっております。心より感謝いたします。

人とのつながりを大事にし、笑いがあふれる世の中になることを目指して、微力ではありますが、これからも「笑い」の研究を進めたいと思います。

大平　哲也

著者略歴

1965年、福島県に生まれる。福島県立医科大学医学部疫学講座主任教授。同放射線医学県民健康管理センター健康調査支援部門部門長。大阪大学大学院医学系研究科招聘教授。日本笑い学会理事。

福島県立医科大学卒業。筑波大学大学院医学研究科博士課程修了。大阪府立成人病センター、ミネソタ大学疫学・社会健康医学部門研究員、大阪大学大学院医学系研究科准教授などを経て現職。専門は疫学、公衆衛生学、予防医学、内科学、心身医学。

循環器疾患をはじめとする生活習慣病、認知症などの身体・心理的リスクファクターの研究および心理的健康と生活習慣との関連について研究。

運動や笑いなどを使ったストレス解消法の研究でも知られており、テレビや雑誌などでも活躍している。

著書に『感情を〝毒〟にしないコツ』（青春新書インテリジェンス）などがある。

1日《いちにち》1回《いっかい》！大笑《おおわら》いの健康《けんこう》医学《いがく》
——血圧《けつあつ》・糖尿《とうにょう》・うつ・認知症《にんちしょう》に効《き》く！

二〇二三年六月八日　第一刷発行

著者　大平哲也《おおひらてつや》
発行者　古屋信吾
発行所　株式会社さくら舎　http://www.sakurasha.com
東京都千代田区富士見一-二-一一　〒一〇二-〇〇七一
電話　営業　〇三-五二一一-六五三三　FAX　〇三-五二一一-六四八一
編集　〇三-五二一一-六四八〇　振替　〇〇一九〇-八-四〇二〇六〇

装丁　アルビレオ
本文図版　森崎達也　望月彩加（株式会社ウエイド）
本文DTP　土屋裕子　田村浩子（株式会社ウエイド）
印刷・製本　中央精版印刷株式会社

ISBN978-4-86581-389-0